Das

Schicksal des Ammoniak

im gesunden

und

die Quelle des Zuckers und das Verhalten des Ammoniak

im Diabetes-kranken Menschen.

Von

Dr. Albert Adamkiewicz,

Privatdocenten an der Universität und Assistenzarzt am Charité-Krankenhause zu Berlin.

(Separatabdruck aus dem 76. Band des Archivs für pathologische Anatomie und Physiologie und für klinische Medicin.)

Berlin.

Druck und Verlag von G. Reimer.

1879.

Das

Schicksal des Ammoniak

im gesunden

und

die Quelle des Zuckers und das Verhalten des Ammoniak

im Diabetes-kranken Menschen.

Von

Dr. Albert Adamkiewicz,

Privatdocenten an der Universität und Assistenzarzt am Charité-Krankenhause zu Berlin.

(Separatabdruck aus dem 76. Band des Archivs für pathologische Anatomie und Physiologie und für klinische Medicin.)

Berlin.

Druck und Verlag von G. Reimer.

1879.

Dem dirigirenden Arzt
am Königlichen Charité - Krankenhause zu Berlin

Herrn Prof. Dr. Henoch

in inniger Zuneigung und aufrichtiger Dankbarkeit

gewidmet

vom

Verfasser.

Inhalt.

Die Frage nach dem Verhalten des Ammoniak im Thierkörper begann das physiologische Interesse lebhaft zu erregen, als 1871 in Schmiedeberg's Laboratorium zu Dorpat gefunden worden war, dass sich bei Fleischfressern nach Einverleibung von Ammoniaksalzen die Reaction ihres sauren Harnes nicht ändere[1]).

Da fixe Alkalien unter gleichen Verhältnissen den Harn schnell alkalisch machen, so schien diese Thatsache darauf hinzudeuten, dass das resorbirte Ammoniak im Organismus des Thieres verschwindet und entweder gar nicht, oder, was von vornherein wahrscheinlicher war, in neuer Gestalt wieder zum Vorschein kommt.

Um so zwingender war dieser Schluss, als Schiffer[2]) und Böhm und Lange[3]) das verfütterte Ammoniak auch in den gasigen Excreten der Haut und der Lunge nicht fanden.

[1]) Vergl. Arch. f. exp. Patholog. u. Pharmakolog. 1878. Bd. VIII. S. 1.

[2]) Berl. klin. Wochenschr. 1872. No. 42.

[3]) Arch. f. exp. Patholog. u. Pharmakolog. Bd. II. S. 364.

Es war klar, dass unter diesen Umständen von der Harnanalyse allein eine Lösung der schwebenden Räthsel zu erwarten war. Deshalb unternahm sie auf *Gähtgen's* Rath v. *Knieriem*[1]). — Und er fand sofort die bemerkenswerthe Thatsache, dass ein Hund, dem 4,0 Grm. Salmiak verabreicht worden waren, 2,013 Grm. Harnstoff mehr ausschied, als vorher. 4,0 NH_4Cl enthalten 1,046 N und 2,013 Ür 0,939 N. Somit fand sich der Stickstoff des verfütterten Salmiak fast ganz in dem nach der Salmiakfütterung festgestellten Harnstoffüberschuss wieder. Es war mit grosser Wahrscheinlichkeit daraus zu folgern, dass der *Uebergang des Ammoniak in Harnstoff im Körper des Thieres* die eingangs erwähnte, so auffällige Erscheinung bewirkte.

v. *Knieriem* versuchte dieses am Hunde erhaltene Resultat an sich selbst zu controliren. Wie *Salkowski*[2]) in der bald zu erwähnenden Arbeit jedoch bemerkt, konnte bei der grossen Schwierigkeit, am Menschen zu experimentiren, ein solcher Versuch kaum völlig beweisend ausfallen.

Die Fütterungen mit Salmiak v. *Knieriem's* sind bald von *Feder*[3]) wiederholt worden, — aber mit ganz entgegengesetztem Erfolg.

Ein Hund, der von diesem Forscher Salmiak erhalten hatte, schied zunächst das gesammte Chlor und dann nach und nach auch so viel Ammoniak aus, als im dargereichten Salmiak enthalten war.

Daraus schloss wieder *Feder*, dass der Salmiak sich im Thierkörper spaltet und dass das Chlor wahrscheinlich an ein fixes Alkali gebunden schnell, das Ammoniak aber möglicherweise als Phosphat langsam wieder ausgeschieden wird. — Zu dieser verspäteten Ausscheidung des Ammoniak biete, meint *Feder*, das Verhalten des Kochsalzes ein gewisses Analogon dar. Denn dieses Salz bleibe ebenfalls mit Vorliebe im Organismus, besonders im hungernden, lange zurück und komme erst nach und nach wieder zum Vorschein. Man könne daher, schliesst *Feder* aus seinen Versuchen, die nach Salmiakfütterung beobachtete Steigerung der Harnstoff-

[1]) Zeitschr. f. Biolog. Bd. X. 1874. S. 265.

[2]) Zeitschr. f. physiolog. Chem. Bd. I. 1877. S. 9.

[3]) Sitzungsberichte der Kgl. Baier. Akad. der Wissensch. Mathem.-phys. Classe. 1876. S. 132, und Zeitschr. f. Biolog. 1877. Bd. XIII. S. 256.

ausscheidung nicht als eine Erscheinung betrachten, welche die Synthese des Ammoniak zu Harnstoff beweise. — Sie sei vielmehr die einfache Folge eines gesteigerten Eiweisszerfalls im Innern der Gewebe und werde durch den Salmiak in ähnlicher Weise angeregt wie das den Arbeiten Voit's zu Folge auch durch das Kochsalz geschehe.

Die alten Angaben Lohrer's[1]), Rabuteau's[2]), Neubauer's[3]) u. A., nach denen Ammoniaksalze unverändert in den Harn übergehen sollten, hätten so wieder Geltung erworben, wäre nicht die Auffassung Feder's nur kurze Zeit unbeanstandet geblieben.

Salkowski[4]) erinnerte nehmlich sehr bald daran, dass Feder an einem hungernden Hunde experimentirt hatte und dass bei diesem durch den Salmiak, wie die um das Doppelte vermehrte Harnstoffausscheidung erkennen liesse, der Zerfall in den Geweben erheblich gesteigert worden war. Nun liefere aber beim Hunde eine bestimmte Menge von im Körper zersetztem Eiweiss nicht nur eine entsprechende Menge Harnstoff, sondern auch eine ganz bestimmte Menge Ammoniak. Und wenn man das nicht berücksichtige, so könne es leicht geschehen, dass man das den Geweben entstammende und von hier in den Harn getriebene Ammoniak bei Salmiakfütterungen für dasjenige halte, welches mit dem Salmiak eingeführt worden war, während es doch thatsächlich im Körper verschwunden sein kann.

Weil nun bei jedem Zerfall von Eiweiss im Körper neben Harnstoff Schwefel frei wird, bei der Entstehung von Harnstoff aus Ammoniak aber nicht und weil dem zu Folge das Verhalten des Schwefels im Harn die Quelle der bei Salmiakfütterungen stattfindenden Harnstoffvermehrung anzeigen musste, so hat Salkowski, um sich selbst vor dem von ihm gerügten Trugschluss zu schützen, es unternommen, Salmiakfütterungen anzustellen, bei welchen im Harn der Versuchsthiere nicht nur der Gesammtstickstoff, der Harnstoff, das Ammoniak und die Chloride, sondern auch noch der Schwefelgehalt gemessen und so die Grösse des jedesmal stattfindenden Eiweisszerfalles bestimmt wurde.

[1]) Ueber den Uebergang der Ammoniaksalze in den Harn. Inaug.-Diss. Dorpat 1862.
[2]) Union médic. 1874. p. 325.
[3]) Neubauer u. Vogel, Anleitung zur Analyse des Harns. Wiesbaden 1876. S. 152.
[4]) a. a. O. S. 52.

Mit aller Sicherheit konnte er auf diesem Wege feststellen, dass der grösste Theil des als Ammoniak eingeführten Stickstoffs im Organismus der Thiere zu Harnstoff wurde. Doch gelang dieser Nachweis ihm nur am Kaninchen, nicht mit gleicher Schärfe am Hunde.

Gegen die Kritik sowohl, wie gegen die Versuchsergebnisse Salkowski's wandte sich nun Feder[1]) in einer zweiten Abhandlung. Zunächst bestritt er in derselben auf Grund experimenteller Erfahrungen den von seinem Kritiker angenommenen Parallelismus zwischen Harnstoff- und Ammoniakausscheidung. — Dann glaubte er auch dessen Versuchen jede Beweiskraft absprechen zu dürfen, weil sie an Kaninchen angestellt worden waren, bei denen weder der Darminhalt abgegrenzt, noch ein Stickstoffgleichgewicht hergestellt werden könne. Die von Salkowski bei Salmiakfütterung gefundene Abnahme des N im Verhältniss zum S des Harns fasst er endlich nur als eine Folge des Hungers auf, der bei den Thieren zur Zeit der Salmiakfütterungen stattfand. Er selbst stellte neue Versuche an Hunden an. Durch dieselben konnte er seine früheren Resultate wieder vollauf bestätigen. Es stellte sich nun ausserdem noch heraus, dass der Salmiak eine deletär wirkende Substanz sei, dass sie den Darm angreife, Diarrhöen erzeuge und unter Umständen selbst den Tod herbeiführe. Ein Hund, der einige Zeit Salmiak erhalten hatte, fieberte, magerte ab und starb unter Krämpfen.

Schmiedeberg[2]) gelang es, die principiellen Differenzen zu lösen, welche zwischen den Ergebnissen Feder's und den Kaninchenversuchen Salkowski's bestanden. Kurz zuvor hatte er[3]) nehmlich in Gemeinschaft mit Walter gefunden, dass bei Hunden die Zufuhr von Salzsäure die Ausscheidung von Ammoniak, nicht wie bei Pflanzenfressern von fixem Alkali, steigert. Es war zu erwarten, dass die vom verfütterten Salmiak im Körper sich abspaltende Salzsäure das Gleiche thut. — Nun konnte man sich vorstellen, dass diese Salzsäure, indem sie den Geweben Ammoniak entzieht und in den Harn führt, einen etwaigen Schwund desjenigen Ammoniaks verdeckt, welcher mit dem dargereichten Salmiak dem Körper zugeführt worden war.

[1]) Zeitschr. f. Biolog. Bd. XIV. 1878. S. 161.
[2]) Arch. f. exp. Patholog. u. Pharmakolog. 1878. Bd. VIII. S. 1 ff.
[3]) Ebenda Bd. VII. 1877. S. 148.

Ein Versuch bewies die volle Berechtigung dieser Voraussetzung und klärte gleichzeitig das negative Ergebniss der bisher angestellten Salmiakfütterungen am Hunde auf. Hallervorden[1]), ein Schüler Schmiedeberg's, gab Hunden an Stelle von Salmiak Ammoniak in Form des kohlensauren Salzes. Das Versuchsthier, das hierbei Ammoniak gleichsam ohne Salzsäure erhielt, schied das verfütterte Ammoniak in der That nicht mehr aus, sondern an Stelle desselben Harnstoff.

Wie der Ammoniakgehalt des Hundeharns durch die Zufuhr von Salzsäure gesteigert wird, so wird derselbe den Erfahrungen von I. Munk und Salkowski[2]) zu Folge durch die Darreichung von fixem Alkali herabgesetzt. — Diese Thatsache hat ihren Grund darin, dass ein Theil des Harnammoniak, während dieses noch in den Säften kreist, schon unter normalen Verhältnissen durch Salzsäure gebunden wird; bei genügender Anwesenheit von fixem Alkali aber kann das nicht geschehen. Das fixe Alkali fängt innerhalb der Säfte die Salzsäure dem Ammoniak ab und hindert letzteres am Uebergang in den Harn.

Noch vor der Veröffentlichung der Versuche Hallervorden's hat I. Munk[3]) diese Erfahrungen benutzt, um die offen gebliebene Frage über das Verhalten des Salmiak im Körper des Hundes zu lösen. Er gab Hunden pflanzensaure Alkalien bis ihr Harn alkalische Reaction angenommen hatte, ihre Säfte also mit fixem Alkali gleichsam überfluthet waren und führte ihnen jetzt erst Salmiak zu. Nun stellte es sich mit Sicherheit heraus, dass, als die Salzsäure des Salmiak in den Geweben kein Ammoniak mehr vorfand, im Harn 50 pCt. und mehr von dem Ammoniak fehlten, welches mit dem eingeführten Salmiak zur Resorption gelangt war.

I. Verhalten des Ammoniak im Körper des gesunden Menschen.

Ob die am Hunde gewonnenen Erfahrungen auch für den Menschen gelten, darüber liegen bisher sichere Angaben nicht vor.

[1]) Arch. f. exp. Patholog. u. Pharmakolog. Bd. X. 1878. S. 125.
[2]) Dieses Archiv Bd. LXXI. 1877. S. 500.
[3]) Zeitschr. f. physiolog. Chemie. Bd. II. 1878. S. 33.

Der von v. Knieriem an der eigenen Person ausgeführte Versuch war ohne bestimmten Erfolg geblieben.

Der Aufgabe, diese Lücke auszufüllen, glaubte ich mich nicht entziehen zu dürfen. War doch von den am gesunden Menschen erhaltenen Resultaten über das Verhalten des Ammoniak in seinem Körper erst eine scharfe und präcise Beurtheilung derjenigen Ergebnisse zu erwarten, welche mir Versuche mit Ammoniak bei diabetisch kranken Individuen geliefert hatten. — Und über diese zu berichten wird den Haupttheil der vorliegenden Arbeit bilden.

Untersuchungsmethoden.

Bevor ich von den Versuchen selbst spreche, kann ich es nicht unterlassen, hervorzuheben, dass Stoffwechselversuche am Menschen mit ganz derselben Schärfe ausführbar sind, wie am Hunde. — Bedingung ist nur, dass sich Experimentator und Versuchsperson dazu verstehen, einen nicht gerade bequemen Grad von Selbstverleugnung zu üben. — Auch ist zur Ausführung eines solchen Versuches die Einrichtung einer Klinik und ein gut geschultes Wartepersonal nicht zu entbehren. Mit letzterem hat der Experimentator sich in die grosse Zahl von kleineren und grösseren Geschäften zu theilen, aus welchen ein Stoffwechselversuch sich begreiflicherweise zusammensetzt und welche zu bewältigen eine einzelne Person ganz ausser Stande ist.

An einem in der Charité ausgeführten Theil der vorliegenden Untersuchungen haben meine Unterärzte sehr regen Antheil genommen. Besonders hat ihnen Herr Dr. Weber seinen Eifer gewidmet, was ich rühmend zu erwähnen nicht unterlasse.

Zur Untersuchung der Schicksale des Ammoniak im gesunden Menschen diente mir als Versuchsindividuum ein Mann von 37 Jahren, der an einer alten unvollkommenen Hemiplegie litt, im Uebrigen aber gesund war.

Da er von der „Kur“, die mit ihm angestellt werden sollte, sich einen ganz besonderen Heilerfolg versprach, so unterzog er sich den strengen Regeln des Stoffwechselversuches mit freudiger Ergebung und strenger Gewissenhaftigkeit.

Trotz der störenden Complicationen, welche, wie erwähnt, die Darreichung des Ammoniak in Gestalt gerade des Salmiak für die Ausscheidungsverhältnisse des Ammoniak durch den Harn darbietet, zog ich es dennoch vor, den Salmiak zu den Versuchen zu benutzen, weil ich kein Mittel kannte, den zur Resorption gelangten Antheil des Ammoniak so leicht und scharf zu bestimmen, als durch die Messung des gleichzeitig resorbirten und im Harn erscheinenden Chlor. — Und es war um so weniger nöthig, diesen schwer wiegenden Vortheil aus Besorgniss vor den angedeuteten Complicationen aufzugeben, als I. Munk's Versuche am Hunde in der Darreichung von pflanzensauren Alkalien ein einfaches Mittel kennen gelehrt hatten, jene störenden Einflüsse des Chlor zu beseitigen.

In allen denjenigen Versuchen, in welchen es auf die Bestimmung der Ammoniakausscheidung durch den Harn ankam, erhielt deshalb die Versuchsperson neben ihrer täglich gleichmässigen und streng zugemessenen Kost während der Vorperiode kohlensaures Natron allein und dann, wenn die Ausscheidungen gleichmässig geworden waren, die gleiche Menge kohlensaures Natron und Salmiak. In der Nachperiode wurde wiederum kohlensaures Natron allein gegeben.

Das kohlensaure Natron wurde in gelöster Form verabreicht. Um es dem Geschmack erträglich zu machen, war es vorher stets mit Essigsäure saturirt worden. Die Menge des täglich dargereichten Natron wählte ich so gross, dass sie nach theoretischer Berechnung die im später gegebenen Salmiak enthaltene Salzsäure innerhalb der Gewebe neutralisirte. Es war allerdings zu erwarten, dass ein Theil der Saturation bereits im Magen zerlegt und neutralisirt wurde. Eine kurze Ueberlegung aber wird jeden belehren, dass dieses Ereigniss für den Versuch nicht nur ohne Nachtheil blieb, sondern sogar das Ergebniss eines etwaigen Ammoniakschwundes nur um so mehr bewies.

Auch den Salmiak gab ich nur in Lösung. Vorversuche hatten mich nehmlich belehrt, dass in dieser Gestalt relativ grosse Dosen des genannten Salzes gut vertragen werden, während es in Substanz genommen leicht Uebelkeit, Magen- und Darmkatarrhe hervorruft. — In keinem der in der Folge zu besprechenden Versuche sind diese Erscheinungen je in bedenklicher Weise aufgetreten oder hätten es gar nothwendig gemacht, eine Versuchsreihe zu unterbrechen. Ich bin deshalb sehr geneigt die Misserfolge, welche Feder bei seinen Experimenten mit Salmiak zu verzeichnen gehabt hat, vorzüglich dem Umstand zuzuschreiben, dass er seinen Hunden das Salz in Substanz gereicht hat.

Die Lösung des kohlensauren Natron wie die des Salmiak wurden wie Medicamente esslöffelweise gegeben. Die Zeiten, innerhalb welcher das geschah, wurden nach den Mengen geregelt, welche in 24stündigen Fristen dem Organismus einverleibt werden sollten. Während der Salmiakperioden wurde in gleichen Intervallen mit beiden Lösungen abgewechselt. — Diese ganze Art der Darreichung brachte es mit sich, dass dieselbe mit aller Strenge durchgeführt wurde. — Auch hatte sie nothwendig eine sehr gleichmässige Durchtränkung der Gewebssäfte mit den betreffenden Stoffen zur Folge, was nicht ohne Einfluss auf die Art ihrer Wirkung im Organismus sein konnte.

Man hätte daran denken können, dass sich der Salmiak und das gereichte oder im Darm befindliche Alkalisalz gegenseitig umsetzen, dass das Chlor oder ein Theil desselben gar nicht als NH_4Cl, sondern als $NaCl$ resorbirt wurde, und dass das Ammoniak dem zu Folge ganz oder theilweise als kohlensaures Salz auf der innern Darmfläche bliebe.

Es liegt auf der Hand, dass, wenn das der Fall gewesen wäre, die Analyse des Chlor im Harn bei der ihr früher zuerkannten Bedeutung zu den allerschwersten Irrthümern in Bezug auf die Schicksale des Ammoniak im Körper des Menschen hätte führen müssen.

Von vornherein war es indessen wenig wahrscheinlich, dass dieser Fall eintreten würde. Denn die in so grossen — mindestens stündlichen — Zeitintervallen gegebenen relativ kleinen Mengen der Salzlösungen konnten bei der grossen Diffusibilität, die sie besitzen, einander im Darm kaum noch begegnen.

Und begegneten sie einander dennoch, so war die Gefahr einer Umsetzung überhaupt nicht vorhanden, wenn die Begegnung im Magen geschah und nur sehr gering, wenn sie im Darm stattfand. Denn im Magen würde die saure Reaction ihres Inhalts jede Umsetzung verhindert haben. — Im Darm aber hätten sich nur Spuren von kohlensaurem Ammoniak entwickeln können, da ich mich davon überzeugt habe, dass Salmiak durch essigsaures Natron, wie es den Versuchspersonen verabreicht wurde, gar nicht und durch kohlensaures Natron, wie es im alkalischen Darmsaft vorhanden ist, nur in Spuren zerlegt wird. Trotz alle dem habe ich es nicht unterlassen, die Richtigkeit meiner Schlussfolgerungen durch die Untersuchung des Kothes noch besonders zu prüfen. Es hat sich gezeigt, wie noch berichtet werden wird, dass dieselben thatsächlich vollkommen berechtigt waren.

Der Harn wurde in allen Versuchen 24 Stunden gesammelt und dann analysirt. Auf die Entleerung des Kothes wurde in der nachfolgenden Versuchsreihe jeder künstliche Einfluss absichtlich gemieden, damit der Einfluss des Salmiak auf die Thätigkeit des Darmes klar hervortrete. Später geschah das nicht mehr. Es wurde vielmehr der Darminhalt zum Zweck seiner Abgrenzung für die einzelnen Perioden der Reihen durch ausgiebige Darmeingiessungen künstlich entleert. — In jedem Fall wurde er mit ganz verdünnter Salzsäure (von 0,2 pCt.) zu einem sehr diluirten Brei verrieben und auf ein bestimmtes Volumen gebracht. Ein gemessenes Quantum davon wurde alsdann nach Schlösing's Methode zur Abgabe seines Ammoniak an eine gewisse Menge Normalschwefelsäure unter die Glocke gebracht, mit Kalkmilch versetzt und dort drei Tage lang gehalten. An den Wänden der Glocke pflegt sich im Laufe dieser Zeit eine zuweilen nicht geringe Menge von Wasser niederzuschlagen, das von absorbirtem Ammoniak deutlich alkalisch reagirte. Ich versäumte es deshalb nicht, die Glocken auszuspülen, das Spülwasser mit der Säure zu vereinigen und erst dann die Säure zu titriren.

Der Ammoniakgehalt des Harnes wurde in ganz derselben Art bestimmt. Den Stickstoff stellte ich im Harn und im Koth nach Schneider-Seegen durch Verbrennen mit Natronkalk fest. Zur Bestimmung des Chlors wurde der Harn mit salpetersaurem Silber titrirt.

Die grosse Wichtigkeit, welche den Ergebnissen der Ammoniakbestimmungen in vorliegender Arbeit zukam, liess es geboten erscheinen, die hier zu den Ammoniakbestimmungen angewandte Methode einer Vorprüfung zu unterwerfen.

Dieselbe bestand darin, dass ich eine grosse Quantität Harn erst nach der Schlösing'schen Methode auf seinen Ammoniakgehalt untersuchte, dann mit einer gewogenen Menge trockenen Salmiaks versetzte und endlich von Neuem nach demselben Verfahren einer Ammoniakbestimmung unterwarf.

Ich erhielt folgende Resultate:

1) Von 4000 Ccm. diabetischen Harns gaben 50 Ccm. während eines dreitägigen Aufenthaltes im Schlösing'schen Apparat keine nachweisbare Menge von Ammoniak an die Schwefelsäure ab. — Nachdem der ganze übrige Rest des Harnes von 3950 Ccm. mit 2,0 $NH_4Cl = 0,52$ N versetzt worden war, fanden sich in 50 Ccm. desselben unter gleichen Verhältnissen 0,0056 N. — Nach der Berechnung hätten sie 0,0065, also 0,0009 N mehr enthalten sollen.

Für die ganze Harnmenge von 4000 Ccm. war somit durch den Fehler der Methode ein Gesammtdeficit von 0,072 N entstanden.

2) Von 5180 Ccm. diabetischen Harns gaben 50 Ccm. 0,0056 N (als NH_3) an die Normalsäure ab. Nachdem in dem Rest von 5130 Ccm. 2,0 NH_4Cl aufgelöst worden waren, fanden sich in 50 Ccm. dieses Restes 0,0091 N wieder. Der Berechnung zu Folge hätte derselbe 0,0106 oder 0,0015 N mehr enthalten sollen. — Es wären also dieses Mal in einer Gesammtmenge von 5000 Harn 0,12 N zu wenig gefunden worden.

Der Fehler erwies sich demnach in beiden Controlversuchen sehr klein. Er konnte kaum in's Gewicht fallen. — Und so klein er war, war er nicht einmal der Methode zur Last zu legen. Es zeigte sich nehmlich, dass die zum Absorbiren des Ammoniak angewandte Normalsäure ein wenig zu concentrirt war.

3,0 Ccm. der Säure gaben mit $BaCl_2$

$BaSO_4$

1) 0,398 2) 0,396 und 3) 0,398.

Also enthielt 1 Ccm. der Säure 0,056 H_2So_4, während die Normalschwefelsäure in 1 Ccm. nur 0,049 H_2So_4 enthalten soll.

Diesem Ergebniss entsprechend wurde die Säure corrigirt, so dass die in der Folge angeführten Ammoniakbestimmungen als nahezu fehlerfrei gelten können.

Versuch.

Bevor der eigentliche Versuch begann wurde die Diät geregelt. Als sich die Versuchsperson an dieselbe gewöhnt hatte, nahm die Versuchsreihe ihren Anfang. Während der ganzen Dauer derselben erhielt die Versuchsperson noch täglich eine Saturation von 15,0 Na_2Co_3.

Folgendes war die

tägliche Kost des Versuchsindividuum.

Nahrungsmittel.	Wasser.	Eiweiss.	Leim.	Kohlenhydrate.	Fett.
1000,0 Wasser	1000	—	—	—	—
1000,0 Kaffee	1000,0	—	—	20,0	—
500,0 Bier [1])	500,0	—	—	10,0	—
500,0 Gemüse [2])	395,0	7,18	—	92,8	1,0
500,0 Suppe [3])	500,0	4,2	—	67,5	0,6
333,3 Fleisch	258,6 [4])	58,06 [4])	6,6 [4])	0,5 [5])	9,6 [6])
	3653,6	69,44 = 11,8 N [7])	6,6 = 1,2 N [8])	190,8	11,2

Unter dem Einfluss der vorstehenden Zufuhr verhielten sich die Excrete der Versuchsperson folgendermaassen.

Ausscheidungen.

Versuchstag.	Datum.	Harn. Menge.	Spec. Gew.	Chlor.	N des Harnammoniaks.	Gesammter Stickstoff.	Koth. Feucht.	N des Kothammoniaks.
	1878							
1.	10. Aug.	1750	1,011	6,2	0,326	10,78	80,8	0,157
2.	11. -	1880	1,013	8,4	0,438	13,69	241,0	0,358
3.	12. -	1760	1,012	5,3	0,740	10,84	—	—
3.		1797	1,012	6,6	0,501	11,77	160,9	0,257
		Mittel.						

Während der **beiden folgenden Tage** nahm die Versuchsperson im Ganzen **19,136** NH_4Cl = **5,0** N und **12,7** Cl und am 11. Versuchstage (20. August) noch **12,0** NaCl = **7,3** Cl.

[1]) Enthält 4 pCt. Extract, das zum grössten Theil aus Zucker besteht.

[2]) Kartoffeln, gelbe Rüben u. s. w. Die Zahlen sind Mittelwerthe aus den für die verschiedenen Gemüsearten von Moleschott ausgeführten Bestimmungen. Vrgl. Gorup-Besanez, Lehrb. der physiolog. Chemie. Bd. III. 1875. S. 827.

[3]) Enthält 166,0 Grm. Reis, Gries oder Graupe. — Den Zahlen für die Bestandtheile der Suppe sind die Ergebnisse der Analysen von Reis zu Grunde gelegt. Reis enthält in 1000 Theilen: 92,04 Wasser, 50,69 Eiweiss, 7,55 Fett, 844,71 Kohlenhydrate (Gorup-Besanez, a. a. O. S. 826).

[4]) Nach v. Bibra (s. Gorup-Besanez, a. a. O. S. 682) enthält Rindfleisch 77,6 pCt. Wasser, 17,4 pCt. Eiweiss und 1,98 pCt. Glutin.

[5]) Nach G. Meissner (s. Kühne, Lehrb. der physiolog. Chem.) 0,15 pCt.

[6]) Nach Moleschott, Physiolog. der Nahrungsmittel. Giessen 1859. 2,9 pCt.

[7]) Im Mittel aus meinen Analysen (Natur und Nährwerth des Peptons. S. 45) enthält Eiweiss 17,0 pCt. N.

[8]) Leim aus Hausenblase enthält 18,3 pCt. N und 50,7 pCt. C (s. Gorup-Besanez, a. a. O. S. 150).

Ausscheidungen.

Versuchs-tag.	Datum.	Harn.					Koth.	
		Menge.	Spec. Gew.	Chlor.	N des Harn-ammoniaks.	Gesammter Stickstoff.	Feucht.	N des Koth-ammoniaks.
4.	13. Aug.	2300	1010	9,2	0,751	13,52	363,8	0,323
5.	14. -	2450	1009	11,0	0,951	12,35	—	—
				Nachperiode.				
6.	15. -	2340	1010	10,2	0,874	11,79	10,4	0,006
7.	16. -	2160	1009	7,3	1,159	11,71	610,5	0,883
8.	17. -	2200	1008	6,4	0,513	8,01	—	—
9.	18. -	1780	1010	6,0	0,581	7,97	—	—
10.	19. -	2000	1012	6,3	0,466	7,28	72,4	0,209
11.	20. -	2390	1016	13,2	0,446	15,72	518,35	0,818
12.	21. -	2350	1011	7,1	0,548	9,21	—	—

Die Versuchsreihe lehrt Folgendes:

Der am 13. und 14. August von der Versuchsperson genommene Salmiak übte einen Einfluss nicht nur auf die Ausscheidungen der beiden genannten, sondern auch noch auf die der beiden folgenden Tage aus. Erst am dritten Tage (17. August) der Nachperiode kehrten die Ausscheidungsgrössen auf das ursprüngliche Mass der Vorperiode zurück und verharrten in demselben so lange, bis die Darreichung von Kochsalz am elften Versuchstage (20. Aug.) das Gleichmass derselben wieder unterbrach.

Während der drei Normaltage in der Nachperiode vom 8. bis zum 10. Aug. wurden mit dem Harn ausgeschieden folgende Bestandtheile:

Versuchs-tag.	Datum.	Harn.				
		Menge.	Specif. Gewicht.	Chlor.	Stickstoff des Ammoniaks.	Gesammter Stickstoff.
8.	17. August	2200	1,008	6,4	0,513	8,01
9.	18. -	1780	1,010	6,0	0,581	7,97
10.	19. -	2000	1,012	6,3	0,466	7,28
3.	—	1993	1,010	6,2	0,520	7,75
		Mittel.				

In der Vorperiode waren die Mittelwerthe derselben Grössen bis auf die des Gesammtstickstoffs nahezu dieselben.

An den beiden Salmiak- und den beiden ihnen folgenden Tagen waren dagegen alle Ausscheidungsgrössen andere geworden:

A. Harn.

1. Wasser.

In der Vorperiode betrug die tägliche Menge des Harnwassers 1797,0.
- - Nachperiode - - - - - - 1993,0.

Also war die Normalmenge des täglich ausgeschiedenen Harnwassers im Mittel 1895,0.

Während der beiden Salmiak- und den zwei darauf folgenden Tagen wurden im Ganzen 9250, also täglich 2312, folglich 417 Harn mehr, als an Normaltagen entleert.

Somit hatten 19,136 NH_4Cl eine Mehrausscheidung von im Ganzen 1668 Wasser bewirkt.

Diese sehr erhebliche wasserentziehende Wirkung des Salmiak gab sich physiologisch in einem starken Durstgefühl zu erkennen. Die Versuchsperson klagte während der Tage des Salmiakgenusses um so lebhafter über Durst, als ihm nur die vorgeschriebene Quantität von Trinkwasser verabreicht wurde.

2. Chlor.

In der Vorperiode erschienen täglich im Harn 6,6 Cl
- - Nachperiode - - - - 6,2 -

Also enthielt der Harn eines Normaltages im Mittel 6,4 Cl.

An den vom Salmiak beeinflussten vier Versuchstagen wurden zusammen 37,7, also 12,1 Cl mehr mit dem Harn entleert, als ohne Darreichung von Salmiak ausgeschieden worden wären.

Im verfütterten Salmiak waren 12,7 Cl enthalten.

Daraus folgt, dass aller zugeführte Salmiak resorbirt worden ist.

Doch setzte dieser Schluss voraus, dass sich Chlor und Ammoniak vor der Resorption des Salmiak, also während seines Aufenthaltes im Darm nicht von einander getrennt haben, — dass die einer solchen Zersetzung günstige Alkalescenz des Darmsaftes ohne Wirkung geblieben ist.

Es fragt sich, ob eine solche, wie wir bereits gesehen haben, ausserordentlich wahrscheinliche Voraussetzung, nun auch thatsächlich zutrifft.

Man sieht leicht ein, dass sich das durch Ammoniakbestimmungen der Fäces entscheiden lassen muss. Denn wenn sich vom Salmiak im Darm Ammoniak abspaltet, muss dieses Ammoniak in den Fäces enthalten sein.

Die Versuchsperson entleerte an den beiden ersten Tagen der Vorperiode im Ganzen 321,8 feuchten Koths mit 0,515 Ammoniak-Stickstoff. Während der 5 letzten vom Salmiak nicht mehr beeinflussten Tage der Nachperiode wurden zusammen 590,75 feuchten Koths mit 1,027 ammoniakalischen Stickstoffs ausgeschieden.

Folglich haben in der Zeit von 6 Normaltagen — der letzte Versuchstag kann nicht in Rechnung gezogen werden, weil die auf ihn fallende Kothmenge an demselben Tage noch nicht entleert worden war — 1,542 oder an jedem Normaltage 0,257 N in Gestalt von Ammoniaksalzen den Darm verlassen.

Den 4 Salmiaktagen gehören im Ganzen 984,7 Koth mit 1,212 Ammoniak-Stickstoff an. Am dritten Tage der Vorperiode wurde kein Koth entleert. In der bezeichneten Kothmenge der Salmiaktage ist also auch noch die dem dritten Tage der Vorperiode angehörende enthalten. Nach der Berechnung der Mittelwerthe der beiden ersten Vorperiodentage beträgt sie 160 Grm. und enthält 0,257 Stickstoff in Ammoniaksalzen.

Daher bleiben für die 4 Salmiaktage nach Abzug dieser Grössen 823,8 Koth mit 0,955 ammoniakalischem Stickstoff. Jedem der 4 Salmiaktage kommen darnach 245,9 Koth mit 0,238 Ammoniak-Stickstoff zu.

In Form von A m m o n i a k wurden also mit dem Koth entleert

an jedem Tage der Vorperiode	0,257	Stickstoff
- - - - Salmiakperiode	0,238	-
- - - - Nachperiode	0,257	-

Daraus folgt, dass sich von dem genossenen Salmiak im Darm unserer Versuchsperson k e i n e nachweisbare Menge von Ammoniak abgespalten hat.

D e r g e n o s s e n e S a l m i a k g e l a n g t d e m n a c h u n v e r ä n d e r t v o m D a r m a u s i n d i e S ä f t e.

3. Ammoniak.

Während der Salmiakgenuss auf die Ausscheidung von Ammoniak durch den Darm ganz ohne Einfluss geblieben ist, hat er den Ammoniakgehalt des Harnes an denselben vier Tagen deutlich gesteigert, an welchen der Salmiakgenuss auch eine Steigerung der Chlormenge im Harn bewirkt hat.

Es betrug nehmlich die täglich mit dem Harn ausgeschiedene im Ammoniak enthalten gewesene Stickstoffmenge

in der Vorperiode 0,501
und an den 5 letzten Tagen der Nachperiode 0,511,
also während Eines Normaltages im Mittel 0,502.

An den 4 Salmiaktagen wurden dagegen im Ganzen 3,735 Ammoniumstickstoff mit dem Harn entleert, also 3,735 — 4 × 0,502 = 1,727 mehr, als entleert worden wären, wenn die Versuchsperson keinen Salmiak genommen hätte.

Diese Mehrausscheidung von ammoniakalischem Stickstoff durch den Harn ist durch den Genuss einer Quantität von Salmiak bewirkt worden, welche im Ganzen 5,0 Stickstoff enthielt.

Folglich sind von dem mit dem Salmiak eingeführten Stickstoff 3,273 oder 65,4 pCt. im Körper der Versuchsperson verschwunden.

4. Gesammtstickstoff.

In der Vorperiode wurden täglich . . . . 11,77 N
und während der von Fütterungseinflüssen freien Zeit
der Nachperiode . . . . 7,75 -
mit dem Harn entleert.

Der Harn Eines Normaltages enthielt also im Mittel 9,76 N.

Dagegen fanden sich im Harn der 4 Salmiaktage im Ganzen 48,37, also 9,33 Stickstoff mehr, als sich im Harn gefunden haben würden, wenn kein Salmiak genommen worden wäre.

Nun haben aber die Ammoniakbestimmungen des Harnes ergeben, dass von dem mit dem Salmiak eingeführten Stickstoff nur 1,727 in Gestalt von Ammoniak im Harn erschienen sind.

Und da durch die Bestimmung des Gesammtstickstoffs im Harn während der Salmiaktage ein Ueberschuss von 9,33 N festgestellt worden ist, so müssen 9,33 — 1,727 = **7,603** N im Harn in Folge einer durch den Salmiak bewirkten Steigerung der Harnstoffausscheidung erschienen sein.

Verschwunden waren von dem genossenen Salmiak 3,273 Stickstoff im Körper der Versuchsperson.

Diese ganze Menge des verschwundenen Stickstoffs ist durch die vom Salmiak angeregte Mehrausscheidung von Harnstoff gedeckt. Und es bleibt nach Abzug derselben noch ein Rest von 7,603 — 3,273 = 4,33 Stickstoff, der aus dem genossenen Salmiak nicht herstammen kann. Eine andere Quelle des Harnstoffs, als das Eiweiss der Gewebe und Säfte kennen wir nicht.

Unter der Voraussetzung, dass die ganze Menge des von dem genossenen Salmiak im Körper der Versuchsperson verschwundenen Ammoniak Harnstoff geworden ist, muss dieser Salmiak gleichzeitig eine Menge von Eiweiss in den strömenden Körpersäften zum Zerfall gebracht haben, welche 4,33 N äquivalent war.

B. Koth.

Der Salmiak hatte nicht die geringsten Zeichen einer Indigestion hervorgerufen. Der Patient fühlte sich wohl, klagte nur über Durst und litt nicht an Durchfall.

1. Menge.

An 2 Tagen der Vorperiode wurden . . . 321,8 feuchten Kothes entleert und
an den 4 vorletzten Tagen der Nachperiode . . 590,75.

Der Koth von 6 Normaltagen betrug demnach 912,55 und also der von 1 Normaltage . . . . 152,09.

Vom 13. bis zum 16. August, während der 4 Salmiaktage schied die Versuchsperson 984,7 Koth aus. Am letzten Tage der Vorperiode war kein Koth entleert worden. Der diesem Tage zugehörige Koth muss also in dem der Salmiaktage enthalten sein. Er beträgt nach Berechnung des Mittelwerthes 152,09. Also gehören den Salmiaktagen nur 984,7 — 152,09 = 832,6 Koth an.

An jedem Salmiaktage sind demnach 208,15 oder im Durchschnitt 56,0 Koth mehr entleert worden, als an Normaltagen.

Diese im Uebrigen nur unbedeutende Vermehrung des Kothes an den Salmiaktagen kann als die Folge einer durch den Salmiak bewirkten Störung der Nahrungsausnutzung im Darm nicht angesehen werden. Denn wäre sie es, so wäre, ganz abgesehen davon, dass Durchfall nicht bestand, höchst wahrscheinlich auch der Harnstoff im Harn während der Darreichung des Salmiaks gesunken und nicht, wie wir es thatsächlich gefunden haben, so bedeutend gestiegen. Jene Vermehrung kann demnach nur darauf beruhen, dass das Salz die Wasserdiffusion nach dem Darmlumen zu in geringer Weise gesteigert oder vielleicht auch den Darm zu einer lebhafteren Peristaltik und so zu einer ausgiebigeren Entleerung angeregt habe, als dieselbe vor und nach der Salmiakkost stattfand. — Es ist nicht unwahrscheinlich, dass auf diese Weise während der Salmiakperiode gewisse Reste von Koth entleert worden sind, welche noch der Vorperiode angehört haben.

In der That findet man auch, wie ich das später noch zeigen werde, weder das Gewicht der Trockensubstanz, noch den Gehalt an Stickstoff im Koth einer Salmiakperiode gegenüber den anderen Perioden einer Reihe gesteigert, wenn man den den einzelnen Perioden angehörigen Koth durch künstliche Entleerungen abgrenzt.

2. Ammoniak.

Der Ammoniakgehalt der Fäces änderte sich während der Salmiakperiode nicht und blieb, wie schon berichtet worden ist, in dieser Zeit derselbe, wie vor- und nachher.

Zur Controle der Wirkungen des Salmiak wurden der Versuchsperson am vorletzten Tage der Nachperiode etwa 12,0 Kochsalz verabreicht.

In Folge dieser Verabreichung änderte der Harn seine Beschaffenheit in folgender Weise:

1. Chlor.

Sein Chlorgehalt stieg. An dem Tage des Kochsalzgenusses und dem ihm folgenden wurden zusammen 20,3 Cl, also 7,5 Cl mehr, als an zwei Normaltagen (zu je 6,4 Cl) entleert. Das genossene Kochsalz enthielt 7,3 Cl. Es ist also die ganze Menge desselben resorbirt worden.

2. Wasser.

An den beiden Kochsalztagen wurden zusammen 4740, an zwei Normaltagen dagegen nur $2 \times 1895 = 3790$ Wasser ausgeschieden.

Somit hatten 12,0 NaCl eine Mehrausscheidung von 950 Wasser bewirkt.

3. Ammoniak.

An ammoniakalischem Stickstoff enthielt der Harn der beiden Kochsalztage 0,994, also jeder einzelne im Mittel 0,497, — der eines jeden Normaltages enthielt 0,502.

Wir ersehen hieraus, dass auf den Ammoniakgehalt des Harnes der Genuss des Kochsalzes keinen Einfluss ausgeübt hat.

4. Gesammter Stickstoff.

Derselbe betrug an 2 Normaltagen $2 \times 9,76 = 19,42$, an den beiden Kochsalztagen dagegen 24,93.

Durch das Kochsalz ist somit eine Mehrausscheidung von 5,51 N, also der Zerfall einer Eiweissmenge bewirkt worden, welche dieser Stickstoffzahl äquivalent war. Eine Steigerung der Ammoniakausscheidung hat dagegen neben dieser Vermehrung des Eiweisszerfalles nicht stattgefunden [1]).

Aus vorstehenden Resultaten ergeben sich folgende Schlüsse:

1. Der Salmiak zersetzt sich im Darmkanal des Menschen nicht. Die gesammte Menge von Chlor, welche nach Salmiakgenuss im Harn des Menschen erscheint, ist ein zuverlässiges Mass für den zur Resorption gelangten Antheil des Salzes.

2. Der grösste Theil des mit dem Salmiak resorbirten Ammoniak verschwindet im Körper des gesunden Menschen und erscheint höchst wahrscheinlich im Harn als Harnstoff wieder.

3. Der Salmiak übt im Organismus des gesunden Menschen Wirkungen des Kochsalzes aus, entzieht den Geweben Wasser und begünstigt den Zerfall von Eiweiss.

4. Eiweisszerfall und Ammoniakausscheidungen gehen beim Menschen einander nicht parallel.

Für den Menschen bestätigt sich demnach die Ansicht Feder's ebenfalls nicht, dass alles genossene Ammoniak nach und nach den Körper unverändert verlässt.

II. Quelle des Zuckers beim Diabetes.

Justus v. Liebig hat 1844 in seinem Aufsatz „Ueber die Entstehung des Albumin in den Pflanzen“ [2]) bemerkt, dass, wenn man nach Mulder Fibrin oder coagulirtes Albumin bei Sauerstoffzutritt in starker Salzsäure auflöst, hierbei NH_4Cl und humussaures Ammoniak entstehe, oder, wenn man wolle, die Ammoniakverbindung eines Körpers, der sich durch Einwirkung der Salzsäure auf Zucker direct hervorbringen lasse.

Dieser Körper besitze die Formel $C_{48}N_{12}H_{94}O_{24}Cl_{10}$, enthalte demnach die Elemente von

$$\begin{array}{ll} \text{Protein} & C_{48}N_{12}H_{72}O_{14} \\ \text{Wasser} & H_{12}O_{6} \\ \text{Sauerstoff} & O_{4} \\ \text{Salzsäure} & H_{10}\ Cl_{10} \\ \hline & C_{48}N_{12}H_{94}O_{24}Cl_{10} \end{array}$$

und könne auch ungezwungen betrachtet werden als zusammengesetzt aus

[1]) Vrgl. S. 3 und 4 dieser Arbeit.

[2]) Annalen der Chemie und Pharmacie. Bd. LI. 1844. S. 286.

Gummi $C_{48}\ H_{48}\ O_{24}$
Ammoniak $N_2\ H_6$ und
Salmiak $N_{10}\ H_{40}\ Cl_{10}$

$C_{48}\ N_{12}\ H_{94}\ O_{24}\ Cl_{10}$

Es könne daher angenommen werden, dass der organische Grundstoff der Thiersubstanz, das Protein, durch die Vereinigung des Zuckers und des Ammoniak und durch den Austritt der Elemente von Wasser und Sauerstoff entstanden sei.

Denn Zucker $C_{48}\ H_{96}\ O_{48}$ und
Ammoniak $N_{12}\ H_{36}$

geben $C_{48}\ N_{12}\ H_{132}\ O_{48}$ und von
$C_{48}\ N_{12}\ H_{132}\ O_{48}$ bleiben nach Abzug
von Wasser $H_{60}\ O_{30}$ und
Sauerstoff O_4

$C_{48}\ N_{12}\ H_{72}\ O_{14}$, d. h. Protein.

Diese Hypothese v. Liebig's hat im Laufe der Zeit mannichfache Stützen erhalten. Man hat Thatsachen an's Licht gefördert, welche einen genetischen Zusammenhang zwischen Eiweiss einerseits, Kohlenhydraten und Ammoniak anderseits in der That beweisen.

Zunächst haben Hlasiwetz und Habermann[1]) Eiweiss künstlich zersetzt und dabei Producte erhalten, von welchen die einen stickstoffhaltig waren und die anderen stickstofffrei. Jene erwiesen sich als dem Eiweiss eigenthümlich, gehörten der Gruppe der Aminsäuren an und standen zum Ammoniak in naher Beziehung. Diese waren zumeist einwerthige Fettsäuren und glichen daher den Körpern, welche auch beim Zerfall der Kohlenhydrate sich bilden.

Dann haben Pettenkofer und Voit[2]) dasselbe Resultat mit Hilfe des physiologischen Stoffwechselversuches erhalten. Sie haben gefunden, dass sich in erwachsenen und wohlgenährten Thieren das Eiweiss der Nahrung in zwei Gruppen von Körpern spaltet, — in Harnstoff, der dem Ammoniak so nahe verwandt ist und in Fett, das durch die Identität der Spaltungsproducte als zu den Kohlenhydraten eng in Beziehung stehend sich darstellt.

So war es wohl gerechtfertigt, auch den pathologischen Stoffwechselversuch für die Frage über die Beziehungen der

[1]) Annal. der Chem. u. Pharm. Bd. CLIX. 1871. S. 304.
[2]) Ebenda Bd. LII. Supplementband. 1862 u. 1863. S. 52.

Kohlenhydrate zum Eiweiss zu Rathe zu ziehen und ihn am diabetisch kranken Körper auszuführen, dort wo der Zucker als ein gewöhnliches Product der Stoffmetamorphose in ähnlicher Weise auftritt, wie das Fett im gesunden Körper.

Schon lange ist eine Reihe von Thatsachen bekannt, welche nicht nur auf die Kohlenhydrate, sondern auch auf das Eiweiss als Quelle des diabetischen Zuckers hinweist.

Die Pathologie unterscheidet sogar je nach der Quelle des Zuckers zwei Formen von Diabetes und nennt diejenige die leichte, bei welcher der Harnzucker von den Kohlenhydraten und Fetten der Nahrung herstammen soll und diejenige die schwere, bei welcher der Zucker aus dem Eiweiss hervorgeht.

In letzterem Fall hält man den Zucker für ein Zersetzungsproduct des organisirten Albumin. Man bringt seine Entstehung mit dem rapiden Zerfall der Gewebe (Furunculose, Anthrax, Phthise) und der massenhaften Bildung von Harnstoff, wie sie beide die schwere Diabetesform charakterisiren, in engen Zusammenhang.

Einen solchen Zusammenhang zwischen dem Zucker des Harnes und dem Zerfall der Gewebe nun exact nachzuweisen hat zuerst Gähtgens [1]) versucht. Er hat zu dem Zweck den Zuckergehalt der Excrete eines diabetischen Individuum gemessen und damit die Menge von Kohlenhydraten verglichen, welche dasselbe Individuum mit der Nahrung einnahm.

Aber es liess sich aus diesem Vergleich kein sicherer Schluss ziehen.

Erst Pettenkofer und Voit [2]) haben bei einem gleichen Unternehmen bindende Resultate erhalten. Nach ihren Bestimmungen war der Harnzucker eines Diabetikers durch die Menge der von ihm genossenen Kohlenhydrate nicht gedeckt worden. Er musste also zum Theil aus Eiweiss entstanden sein.

Dieselben Gelehrten hatten, wie schon erwähnt, früher gefunden, dass sich das Eiweiss der Nahrung im gesunden Körper unter Umständen in Harnstoff und Fett zerlegt. Von diesem Fett nahmen sie an, dass es, soweit es nicht bleibender Bestandtheil der Gewebe wurde, im gesunden Organismus zu Kohlensäure und zu

[1]) Ueber den Stoffwechsel eines Diabetikers verglichen mit dem eines Gesunden. Inaug.-Dissert. Dorpat 1866.

[2]) Zeitschr. f. Biolog. Bd. III. 1867. S. 380.

Wasser, im diabetisch kranken dagegen zu Zucker[1]) zerfiele. Im gesunden Körper ist die Leber der einzige Ort, an welchem auch unter normalen Verhältnissen aus dem Eiweiss durch Spaltung ein Kohlenhydrat entsteht. Denn seitdem der Nachweis geführt ist, dass sich Glycogen in der Leber auch bei reiner Fleischdiät bildet, muss man dasselbe für ein normales Spaltungsproduct des Albumin halten[2]).

Abgesehen von der klinischen Erfahrung, dass in manchen Fällen von Diabetes der Zucker im Harn auch bei reiner Fleischkost nicht verschwindet, liegt für den Ursprung des Harnzuckers aus Eiweiss ein exacter Beweis noch in einer Untersuchung vor, welche v. Mering[3]) auf Frerichs' Anregung unternommen hat. Dieser Forscher stellte an einer diabetischen Person fest, dass dieselbe im Laufe von vier Tagen mit Leim, Fett und Zucker 52,0 C eingenommen hatte, was 130,14 Zucker äquivalent war. Sie schied aber in derselben Zeit 277,0 Zucker aus, musste also 147,0 Zucker aus Eiweiss gebildet haben.

Bei meinen Untersuchungen wurde der Zuckergehalt der Harne zum Theil durch Titriren, zum Theil durch Polarisiren bestimmt.

Im ersteren Fall wurden gemessene Harnmengen im Kolben stark verdünnt, zum Kochen erhitzt und unter Schütteln mit frisch bereiteter Fehling'scher Lösung versetzt, die aus der Bürette vorsichtig zufloss. Als beendigt wurde die Reaction dann betrachtet, wenn sich rothes Kupferoxydul in der ganz entfärbten Flüssigkeit abgesetzt hatte. Zum Polarisiren des Harnes benutzte ich den neuen Halbschattenapparat von Jelett Corny, der an Empfindlichkeit alle bisher bekannten Polarisationsapparate übertrifft und mit voller Sicherheit noch einen Zuckergehalt von 0,1 pCt. in Flüssigkeiten erkennen lässt. Vor dem Polarisiren wurden die Harne mit Bleizucker entfärbt, der den Harnproben in Substanz und in kleinen Quantitäten zugesetzt wurde, damit er das Volumen derselben nicht ändere.

Schon Gähtgens[4]) und Pettenkofer und Voit[5]) haben selbst bei Diarrhöen im Koth der Diabetiker Zucker nicht finden können. Auch ich habe mich davon überzeugt, dass der wässrige Extract des Trockenkothes von Diabetikern Zucker nicht enthält.

[1]) Zeitschr. f. Biolog. Bd. XIV. 1878. S. 84.
[2]) Vrgl. Voit und Wolffberg, Zeitschr. f. Biolog. 1876. S. 266.
[3]) Charité-Annalen. Berl. 1877. S. 166 g.
[4]) a. a. O. [5]) Zeitschr. f. Biolog. Bd. III. 1867. S. 382.

Demgemäss konnte ich mich auf die Zuckerbestimmungen des Harnes beschränken und von ihnen eine sichere Auskunft über die Gesammtproduction des Zucker im Körper erwarten.

Die Untersuchungen selbst haben mir Folgendes ergeben.

1. Der Kranke, an welchem ich die ersten Stoffwechselversuche anstellte[1]), war ein Mann von einigen vierzig Jahren. Er wog 62 Kilo und schied vor den Versuchen im Lauf von 24 Stunden etwa 6000 Ccm. Harn mit 6,5 bis 7,0 pCt. Zucker aus.

Datum.	Harn.	
	Wasser.	Zucker.
22. Jan. 1876.	6000	387,0
23. - -	6130	429,1
Mittel.	6065	408,0

Während der ganzen Dauer der Versuche erhielt der Kranke eine streng zugemessene Kost, welche täglich folgendermaassen zusammengesetzt war:

Tägliche Nahrung des diabetischen Mannes.

Nahrung enthält:	Wasser.	Eiweiss.	Leim.	Kohlenhydrate.	Fett.
1000,0 Wasser	1000,0	—	—	—	—
325,0 Selter	325,0	—	—	—	—
1000,0 Suppe[2])	1000,0	8,1	—	135,1	1,2
1000,0 Kaffee	1000,0	—	—	20,0	—
1000,0 Milch[3])	857,0	54,04	—	40,37	43,05
1000,0 Rindfleisch	776,0[4])	174,2[4])	19,8[4])	1,5[5])	28,69[6])
125,0 Roggenbrod[7])	53,8	5,65	—	64,56	1,1
16,6 Butter	—	—	—	—	16,6
6 Eier[8])	195,6	30,67	—	3,24[9])	36,18
	5207,4	272,6	19,8	264,8	126,84

[1]) 1876 als Assistent der inneren Klinik zu Königsberg. Herr Prof. Naunyn hatte damals die Güte, mir den Kranken zu meinen Versuchen zu überlassen, wofür ich ihm nachträglich noch bestens danke.

[2]) Enthält 160,0 Gr. Graupe, Gries oder Reis. Die Zahlen sind für Reis berechnet. S. Gorup-Besanez, Lehrb. d. physiol. Chem. Bd. III. 1875. S. 826.

[3]) S. Gorup-Besanez, Lehrb. d. physiol. Chem. Ebenda S. 434.

[4]) Nach von Bibra. S. Gorup-Besanez, l. c. S. 682.

[5]) Nach G. Meissner. S. Kühne, Lehrb. der physiol. Chemie.

[6]) Nach Moleschott, Physiol. der Nahrungsmittel. Giessen 1859.

[7]) Nach von Bibra. S. Gorup-Besanez, a. a. O. S. 827. 43,0 pCt. Wasser, 4,5 pCt. Albuminstoffe, 51,6 pCt. Kohlenhydrate, 0,9 pCt. Fett.

[8]) Nach König, Zeitschr. f. Biolog. Bd. XII. 1876. S. 507 wiegt ein Hühnerei 40,0 bis 50,0, also im Mittel 45,0 Gr. und enthält 72,46 pCt. Wasser, 11,36 pCt. Albumin und 13,4 pCt. Fett.

[9]) Nach G. Meissner. S. Kühne, a. a. O. enthalten 1000,0 Gr. flüssiges Hühnereiweiss 12,0 Zucker.

Folgendes war demnach des Kranken tägliche

Einnahme:

Nahrungsstoffe.	Wasser.	Stickstoff.	Zucker.
5207 Wasser	5207	—	—
272,6 Eiweiss [1]	—	46,3	—
19,8 Leim [2]	—	3,62	—
264,8 Kohlenhydrate	—	—	264,8
126,84 Fett [3]	—	—	12,01 [3]
Zusammen:	5207	49,92	276,81

Ausgabe durch den Harn.

Datum des Versuchstages.	Versuchs-tag.	Harn. Menge.	Harn. Spec. Gew.	Harn. Zucker.
11. Februar 1876.	1.	4400	1,034	340,5
12. - -	2.	4560	1,031	300,9
13. - -	3.	4860	1,033	330,4
14. - -	4.	4765	1,032	314,4
	4	4646	1,032	321,5
			Mittel.	

Die gesammte Menge des Zuckers, welche sich aus den in der Nahrung enthalten gewesenen Kohlenhydraten und Fetten im Körper des Versuchsindividuum unter den günstigsten Verhältnissen hätte bilden können, betrug 276,8 Grm.

Thatsächlich konnte nicht eine so grosse Menge von Zucker aus den genossenen Fetten und Kohlenhydraten im Körper des Kranken entstanden sein, weil von den Amylaceen der Nahrung gewöhnlich ein beträchtlicher Theil unverändert den Darm passirt.

Folglich muss aus dem Resultat der Harnanalyse geschlossen werden, dass die Versuchsperson mehr als 321,5—276,8 = 44,7 Zucker nicht aus den stickstofffreien, sondern aus den stickstoffhaltigen Bestandtheilen ihrer Nahrung gebildet habe.

Nun enthielt diese Nahrung an stickstoffhaltigen Bestandtheilen 19,8 Leim und 272,6 Eiweiss. 19,8 Leim enthalten wiederum 10,0 C [4]) und können dem entsprechend 25,0 Zucker bilden.

[1]) Enthält 17,0 pCt. N. (Vrgl. Adamkiewicz, Natur und Nährwerth des Peptons. Berlin 1877. S. 45.)

[2]) Enthält 18,3 pCt. N. (Vrgl. Gorup-Besanez, a. a. O. S. 150.)

[3]) Enthält 4,8 C.

[4]) 50,7 pCt. (Vrgl. Gorup-Besanez, a. a. O. S. 150.)

Unter der Voraussetzung, dass aller im Leim vorhandene Kohlenstoff Zucker geworden ist, müssen demnach noch aus Eiweiss täglich mehr, als 44,7 — 25,0 = 19,7 Zucker entstanden sein.

2. Ein diabetisches Mädchen von 19 Jahren und einem Körpergewicht von 40 Kilo, das der hiesigen propädeutischen Klinik angehörte und mir von Herrn Geheimrath Leyden für meine Versuche freundlichst überlassen worden war, erhielt folgende bis auf das Wasser in allen Bestandtheilen zugewogene Kost:

Tägliche Nahrung des diabetischen Mädchens.

Nahrung.	Wasser.	Eiweiss.	Leim.	Kohlenhydrate.	Fett.
Wasser	3000	—	—	—	—
1000 Kaffee	1000,0	—	—	10	—
1000 Suppe[1]	1000,0	8,4	—	135,1	1,2
250 Bouillon	250,0	—	—	—	—
500 Bier[2]	500,0	—	—	10,0	—
333,3 Fleisch[3]	258,6	58,06	6,6	0,5	9,6
250,0 Gemüse[4]	197,5	3,59	—	46,4	0,5
3 Eier[5]	97,8	15,33	—	1,6	18,09
Saturation von Na_2Co_3	150,0	—	—	10,0	—
	6453,9	85,38	6,6	213,6	29,39

Es war also die tägliche

Einnahme.

Nahrungsstoffe.	Wasser.	Stickstoff.	Zucker.
Wasser	mehr als 6453,9	—	—
85,38 Eiweiss	—	14,51	—
6,6 Leim	—	1,2	—
213,6 Kohlenhydrate	—	—	213,6
29,39 Fett	—	—	2,7
Zusammen:	6453,9	15,71	216,3

[1]) Enthält 166,0 Gr. Reis, Gries oder Graupe. Den Zahlen für die Bestandtheile der Suppe sind die Ergebnisse der Analyse von Reis zu Grunde gelegt. (S. Gorup-Besanez, a. a. O. S. 826. Reis enthält in 1000 Theilen: 92,04 Wasser, 50,69 Eiweiss, 7,55 Fett, 844,71 Kohlenhydrate.)

[2]) Enthält 4 pCt. Extract, das zum grössten Theil aus Kohlenhydraten besteht.

[3]) S. die vorige Tabelle.

[4]) Meist Kartoffeln und gelbe Rüben. Mittelwerthe aus den für sie von Moleschott gefundenen Zahlen. (Vrgl. Gorup-Besanez, a. a. O. S. 827.)

[5]) Vrgl. die vorige Tabelle.

Ausgabe durch den Harn.

Datum des Versuchstages.	Versuchs-tag.	Harn.		
		Menge.	Spec. Gew.	Zucker.
9. Mai 1878.	1.	3790	1,042	241,1
10. - -	2.	3830	1,038	283,4
11. - -	3.	3350	1,037	247,9
12. - -	4.	4500	1,032	315,0
13. - -	5.	4300	1,032	301,0
14. - -	6.	6000	1,032	486,0
15. - -	7.	5300	1,035	413,4
	7	4439	1,035	341,1

Im vorliegenden Fall hätten aus den Kohlenhydraten und Fetten der Nahrung im günstigsten Fall 216,3 Zucker täglich entstehen können. Die Versuchsperson schied aber in derselben Zeit 341,1 Zucker aus. Von diesem sind daher mehr als 341,1 — 216,3 = 124,8 von den Kohlenhydraten der Nahrung ungedeckt geblieben, also aus stickstoffhaltigen Substanzen entstanden. Der täglich von der Versuchsperson genossene Leim (6,6 Grm.) enthielt 3,34 C, woraus sich 8,3 Zucker haben bilden können. Hat demnach die ganze Kohlenstoffmenge des Leimes Zucker geliefert, so müssen bei unserer Versuchsperson täglich noch mehr als 116,5 Harnzucker aus Eiweiss entstanden sein.

3. Ein in den Fünfzigern stehender an Diabetes leidender Mann von 54,58 Kilo Körpergewicht, der ebenfalls der propädeutischen Klinik des Herrn Geheimrath Leyden angehörte, erhielt die in folgender Tabelle ver zeichnete Kost:

Tägliche Nahrung des diabetischen Mannes.

Nahrungsmittel.	Wasser.	Eiweiss.	Leim.	Kohlen-hydrate.	Fett.
4000,0 Wasser	4000	—	—	—	—
1000,0 Milch [1])	857,0	54,04	—	40,37	43,05
300,0 Bouillon	300,0	—	—	—	—
540,7 Fleisch [1])	419,6	94,1	1,07	0,8	15,68
1 Ei [1])	32,6	5,1	—	0,54	6,03
133,0 Weissbrod [2])	56,1	8,64	—	66,9	—
	5665,3	162,3	1,07	108,61	64,76

[1]) Vrgl. S. 23 dieser Arbeit.

[2]) Nach v. Bibra (Gorup-Besanez, a. a. O. S. 827) enthält Weizenbrod 42,2 pCt. Wasser, 6,5 pCt. Eiweiss, 50,3 pCt. Kohlenhydrate und 0,9 pCt. Fett.

Dem vorstehenden Verzeichniss zufolge war der Versuchsperson tägliche

Einnahme

folgende:

Nahrungsstoffe.	Wasser.	Stickstoff.	Zucker.
5665 Wasser	5665	—	—
162,3 Eiweiss	—	27,6	—
1,07 Leim	—	0,2	—
108,6 Kohlenhydrate	—	—	108,6
64,8 Fett	—	—	5,9
Zusammen:	5665	27,8	114,5

Dazu erhielt die Versuchsperson noch täglich eine Saturation von 15,0 Na_2Co_3.

Ausgabe durch den Harn.

Datum des Versuchstages.	Versuchstag.	Harn.		
		Menge.	Spec. Gew.	Zucker.
23. August 1878	1.	4650	1,010	32,5
24. - -	2.	4800	1,009	39,8
25. - -	3.	4800	1,014	72,0
30. - -	4.	1700	1,020	37,4
31. - -	5.	3990	1,008	15,96
1. Septbr. -	6.	3550	1,010	29,46
2. - -	7.	4500	1,012	22,5
3. - -	8.	4150	1,013	18,6
	8	4018	1,012	33,5
		Mittel.		

Die Versuchsperson schied täglich nur 33,5 Zucker aus, während sie in derselben Zeit eine Menge von Kohlenhydraten und Fett zu sich nahm, welche nahezu das Vierfache an Zucker zu bilden hätte im Stande sein müssen.

In vorliegendem Fall ist also der von dem Kranken gebildete Zucker durch die gewöhnlichen Zuckerbildner der Nahrung vollkommen gedeckt worden. — Dieser Fall bietet somit ein Beispiel einer sogenannten „leichten“ Form des Diabetes dar.

Sehr bald ging er indessen in die „schwere“ über.

Einige Wochen nach Beendigung des Versuches (am 3. September) schied nehmlich der Kranke 4000 Wasser mit 6 pCt. Zucker aus. Diese Zuckermenge war durch die Kohlenhydrate und Fette der Nahrung bei Weitem nicht mehr gedeckt.

So beweisen denn alle drei der angeführten Beispiele, dass

sich im diabetischen Körper Zucker nicht nur aus Kohlenhydraten und Fetten, sondern auch aus Eiweisskörpern bildet und dass, wie es eine physiologische Fettbildung aus Eiweiss giebt, man auch von einer pathologischen Zuckerbildung aus Eiweiss zu sprechen berechtigt ist.

III. Verhalten des Ammoniak im diabetischen Körper.

Nachdem sich durch die Resultate der künstlichen Eiweisszersetzung und durch die Ergebnisse des physiologischen und des pathologischen Eiweissstoffwechsels die Thatsache hat feststellen lassen, dass im Eiweiss das der Gruppe des Harnstoffs so nahe verwandte Ammoniak und das Radical der Kohlenhydrate, so, wie es die v. Liebig'sche Theorie fordert, thatsächlich enthalten sind, — nachdem es ferner sehr wahrscheinlich geworden ist, dass das letzte stickstoffhaltige Zerfallsproduct von Eiweiss, das Ammoniak, auch gern den umgekehrten Weg der Synthese im Thierkörper betritt, da schien es des Interesses wohl werth, zu untersuchen, wie sich das Ammoniak bei Gegenwart derjenigen Stoffe im höchst organisirten Körper verhalten möge, welche im Verein mit ihm die wichtigsten Componenten des Albumin sind.

Es war klar, dass die geforderten Bedingungen im diabetischen Körper erfüllt waren, in dessen Säften Mengen unverwerthbaren Zuckers kreisen. Und so entstanden die nachfolgenden Versuche, welche über das Verhalten und den Einfluss des Ammoniak im diabetischen Körper Auskunft geben sollen.

1. Schicksal des Ammoniak.

Die Versuchsreihe am gesunden Menschen hat den Beweis geliefert, dass sich der Salmiak im Darmkanal des Menschen nicht zersetzt und dass die nach Salmiakfütterung im Harn erscheinende Chlormenge als äquivalenter Antheil des gleichzeitig zur Resorption gelangten Ammoniak angesehen werden muss.

Vergleichende Chlor- und Ammoniakbestimmungen im Harn diabetischer Personen nach Salmiakfütterungen mussten also Aufschluss darüber geben, ob auch im diabetischen Körper Ammoniak verschwindet, wie wir das für den gesunden haben feststellen können, oder ob das nicht der Fall ist.

Das früher schon erwähnte diabetische Mädchen schied bei

der damals genauer bezeichneten Kost und Medication — täglich 10,0 Na_2CO_3 — folgende Harnbestandtheile aus:

Ausgabe durch den Harn.

Datum des Versuchstages.	Versuchstag.	Harn.			
		Menge.	Spec. Gew.	Chlor.	Stickstoff des Ammoniak.
9. Mai 1878	1.	3790	1,042	10,8	0,265
10. - -	2.	3830	1,038	12,5	0,268
11. - -	3.	3350	1,037	10,4	0,235
12. - -	4.	4500	1,032	12,6	0,000
13. - -	5.	4300	1,032	12,8	0,151
14. - -	6.	6000	1,032	17,8	0,504
15. - -	7.	5300	1,035	13,8	0,494
	7	4439	1,035	12,9	0,274
		Mittel.			

Vom 8. Versuchstage an nahm die Patientin fünf Tage lang Salmiak. Sie erhielt während dieser Zeit im Ganzen

$$48{,}9\ NH_4Cl = 12{,}8\ N \text{ und } 32{,}4\ Cl$$

und gab nun folgende[1]) Harnbestandtheile ab:

Datum des Versuchstages.	Versuchstag.	Harn.			
		Menge.	Spec. Gew.	Chlor.	Stickstoff des Ammoniak.
16. Mai 1878	8.	7100	1,031	20,3	0,331
17. - -	9.	6320	1,030	22,7	0,663
18. - -	10.	7530	1,029	24,7	0,420
19. - -	11.	9000	1,031	26,5	1,008
20. - -	12.	7000	1,029	22,3	1,372
		Nachperiode.			
21. - -	13.	6540	1,031	22,2	1,028
			Zusammen	138,7	5,076
22. - -	14.	5850	1,035	18,8	0,491
23. - -	15.	5980	1,031	18,7	0,450
24. - -	16.	7500	1,032	21,4	0,630
25. - -	17.	6190	1,032	17,6	0,173
26. - -	18.	5250	1,031	13,7	0,000
27. - -	19.	5730	1,037	17,7	0,000
28. - -	20.	5780	1,034	17,1	0,162
29. - -	21.	5950	1,031	21,1	0,000
30. - -	22.	4700	1,032	12,9	0,395
31. - -	23.	4680	1,035	13,3	0,000
				17,23	0,230
				Mittel.	

[1]) Diese Reihe ist für die Beurtheilung der Wasserbilanz bei Salmiakgenuss nicht zu verwerthen, da es in derselben der Patientin überlassen worden war, den Salmiak, bevor sie ihn nahm, in beliebigen Quantitäten von Wasser zu lösen.

An den beiden letzten Tagen der Vorperiode sind je 0,5 Ammoniakstickstoff mit dem Harn entleert worden. Ganz dieselbe Menge von Ammoniak fand sich erst am 2. Tage der Nachperiode im Harn wieder. Bis dahin war der Ammoniakgehalt des Harnes grösser. Wir können daraus schliessen, dass der 1. Tag der Nachperiode noch der Salmiakreihe angehört.

In der Vorperiode betrug die höchste Zahl des mit dem Ammoniak ausgeschiedenen Stickstoffs 0,504, die niedrigste 0. Der Mittelwerth des täglich ausgeschiedenen Ammoniakstickstoffs ist demnach in der Vorperiode gleich 0,252 zu setzen. Die directe Bestimmung hat nahezu dieselbe Grösse — 0,274 — ergeben.

Während der zehn letzten vom Salmiak unbeeinflussten Tage der Nachperiode wurde in den Grenzfällen 0,630 und 0, also im Mittel 0,315 Ammoniakstickstoff in 24 Stunden entleert. Aus der directen Berechnung der Ammoniakbestimmungen hat sich für die Nachperiode eine mittlere Ausscheidung des Ammoniakstickstoffs für den Tag von 0,230 feststellen lassen.

Nehmen wir die für die Bestimmung des Schicksals des Ammoniak im diabetischen Körper ungünstigsten, also kleinsten Werthe der normalen Ammoniakausscheidung als die richtigen an, so haben wir für die Vorperiode eine tägliche Ausscheidung von 0,252, für die Nachperiode von 0,230 Ammoniakstickstoff zu verzeichnen.

Im Mittel war also die Ammoniakstickstoffmenge im Harn eines Normaltages gleich **0,241**.

An den sechs unter dem Einfluss des Salmiak stehenden Tagen wurden zusammen 5,076 Ammoniakstickstoff entleert.

Da die Versuchsperson ohne Genuss von Salmiak in dieser Zeit nur $6 \times 0,241 = 1,446$ Stickstoff in derselben Form ausgeschieden hätte, so gehören $5,076 - 1,446 =$ **3,630** Stickstoff dem verfütterten Salmiak an.

Mit dem Salmiak wurden im Ganzen 32,4 Cl eingeführt.

Während der Vorperiode enthielt der Harn täglich im Mittel 12,9 Cl. Der Abfall des Chlor vom ersten zum zweiten Tage der Nachperiode lehrt, dass sich der Einfluss des verfütterten Salmiak wie auf den Ammoniak-, so auch auf den Chlorgehalt des Harnes nur die ersten 24 Stunden der Nachperiode geltend gemacht hat. An den übrigen zehn Tagen derselben Periode enthielt der Harn im Mittel täglich 17,23 Cl.

Es können demnach 15,06 Cl als der mittlere Chlorgehalt des Harnes eines Normaltages angesehen werden.

An den 6 Salmiaktagen wurden zusammen 138,7 Cl ausgeschieden. Ohne Salmiakgenuss hätte die Versuchsperson $6 \times 15{,}06 = 90{,}36$ Cl mit dem Harn ausgegeben. Der Rest von $138{,}7 - 90{,}36 = 48{,}34$ Cl gehören also dem verfütterten Salmiak an. Derselbe enthielt im Ganzen nur 32,4 Cl. Also muss die gesammte Menge des genossenen Salmiak resorbirt worden sein.

Dem zu Folge ist auch eine Menge von Ammoniak in die Säfte der Versuchsperson eingetreten, welche 12,8 N enthielt.

Im Harn sind aber von dieser Menge nur 3,630 wieder zum Vorschein gekommen.

Folglich sind im Körper der Versuchsperson $12{,}8 - 3{,}63 = 9{,}17$ oder 72 pCt. des genossenen Ammoniak verschwunden.

In einer zweiten Versuchsreihe sollte das eben erhaltene Resultat durch acidimetrische Bestimmungen des Harnes controlirt werden.

Es wurde vorausgesetzt, dass, wenn der resorbirte Salmiak in den Säften einen grossen Theil seines Ammoniak verliert, die von ihm sich trennende Salzsäure dafür Alkalien der Säfte bindet. Und war wiederum das der Fall, so mussten neutrale Salze an Stelle einer gewissen Menge alkalisch reagirender in den Harn treten und eine Zunahme seiner Acidität bewirken.

Für die Feststellung der Aciditätsänderungen des Harnes bei Salmiakfütterungen war bei meinen Versuchen der Umstand sehr günstig, dass die Versuchspersonen aus den früher angeführten Gründen während der ganzen Dauer der Reihen relativ grosse Mengen von fixem Alkali zu sich nahmen.

Dadurch wurde der Harn der Versuchsindividuen auf einen sehr niedrigen Grad der Acidität gebracht und so für den Nachweis von Aciditätsänderungen sehr empfindlich gemacht.

Den Säuregehalt des Harnes bestimmte ich durch Titriren desselben mit Normallauge, wobei ich zur Fixirung des Neutralisationspunktes mich der Rosolsäure bediente.

Als Versuchsindividuum wurde dasselbe diabetische Mädchen benutzt, mit welchem auch die vorige Reihe angestellt worden ist.

Wie früher erhielt sie auch jetzt neben ihrer Kost täglich eine Saturation von 10,0 Na_2CO_3 und vom zehnten Tage der Reihe an fünf Tage hindurch noch täglich

$$10{,}0\ NH_4Cl$$

in 150 Wasser.

Folgendes war die

Ausgabe:

Datum.	Versuchstag.	Harn. Menge.	Spec. Gew.	Acidität[1]).	Chlor.	Stickstoff des Harnammoniak.
11. Juni 1878	1.	6210	1,033	24,8	12,0	0,1739
12. - -	2.	5350	1,035	10,7	10,0	0,2996
13. - -	3.	5900	1,034	—	11,1	0,3304
14. - -	4.	5620	1,033	22,5	9,6	0,1573
15. - -	5.	5850	1,034	23,4	10,6	0,3276
16. - -	6.	5450	1,036	21,8	7,9	0,1526
17. - -	7.	4850	1,037	29,1	9,7	0,2716
18. - -	8.	5000	1,034	30,0	9,7	0,2800
19. - -	9.	5310	1,036	31,9	9,0	0,1487
	9	5904	1,035	24,3	9,9	0,2379
		Mittel.				

Es folgten nun die 5 Salmiaktage:

Datum.	Versuchstag.	Harn. Menge.	Spec. Gew.	Acidität.	Chlor.	Stickstoff des Harnammoniak.
20. Juni 1878	10.	3850	1,037	38,5	13,2	0,3234
21. - -	11.	5650	1,032	11,3	15,8	0,4746
22. - -	12.	5000	1,035	30,0	12,1	0,1400
23. - -	13.	4870	1,040	38,9	12,6	0,2730
24. - -	14.	5000	1,034	40,0	14,6	0,4200
Mittel aus 5 Versuchen		4870	1,035	31,74	13,66	0,3266
		Nachperiode.				
25. Juni 1878	15.	5250	1,035	10,5	12,7	0,000
26. - -	16.	5400	1,037	32,4	13,3	0,1512
27. - -	17.	6550	1,033	26,2	13,8	0,000
28. - -	18.	5810	1,033	11,6	—	0,1626
29. - -	19.	3990	1,037	31,9	9,7	0,1142

In dieser Reihe hat sich der Einfluss des Salmiak über den letzten Tag seiner Darreichung nicht ausgedehnt.

[1]) Die Zahlen dieser Columne geben hier und in der Folge die Cubiccentimeter von Normallauge an, welche zur Neutralisirung der ganzen 24stündigen Harnmenge nothwendig gewesen wäre.

Vom letzten Salmiaktage zum ersten Tage der Nachperiode fiel der Gehalt des Harnes an Ammoniakstickstoff von 0,42 auf nicht bestimmbare Mengen ab.

Ebenso hat der für die Salmiaktage, wie wir bald sehen werden, charakteristische relativ hohe Säuregehalt des Harnes den letzten Tag der Salmiakperiode nicht überdauert. Er hat schon am ersten Tage der Nachperiode das Minimum an Säure erreicht, das während der Vorperiode zur Beobachtung gekommen war.

Aus diesen beiden Gründen können die relativ hohen Chlorzahlen der drei ersten Tage der Nachperiode als dem verfütterten Salmiak zugehörig nicht betrachtet werden. Sie müssen vielmehr einem zufällig reichen Gehalt der Speisen dieser Tage an Kochsalz auf Rechnung gesetzt werden.

Unter dieser Voraussetzung sind von unserer Versuchsperson an den 5 Salmiaktagen zusammen 68,3 Cl mit dem Harn entleert worden.

Wie die lange Vorperiodenreihe lehrt enthielt der Harn eines Normaltages im Mittel 9,9 Cl.

Also sind während der 5 Salmiaktage $68{,}3 - 5 \times 9{,}9 = 18{,}8$ Cl mehr ausgeschieden worden, als das ohne die Zufuhr von Salmiak der Fall gewesen wäre.

18,8 Cl entsprechen 28,3 NH_4Cl.

Demnach sind dieses Mal von 50 NH_4Cl nur wenig mehr, als die Hälfte resorbirt worden.

1. Acidität.

In der Vor- und in der Nachperiode schwankte der Säuregehalt des Gesammtharnes zwischen 10 und 32 Ccm. Normallauge.

Während der Salmiaktage waren dagegen die Grenzen der Harnacidität zwischen 11 und 40 Normallauge gelegen.

Es entsprach somit der Säuregehalt des Harnes unter gewöhnlichen Verhältnissen im Mittel täglich 24,3 resp. 22,5, bei Salmiakgenuss dagegen 31,7 Ccm. Normallauge.

Daraus folgt, dass der resorbirte Salmiakantheil den Säften Alkali entzogen, also in denselben Ammoniak verloren hat.

2. Ammoniakgehalt des Harnes.

Die Menge von Ammoniak, welche das verfütterte Salmiak in den Säften abgegeben hat, ergiebt sich aus folgender Betrachtung:

Es wurden im Ganzen 28,3 NH_4Cl mit 7,4 N resorbirt.

Erschienen sind aber während der fünf Salmiaktage im Harn zusammen nur 1,633 Stickstoff in Gestalt von Ammoniak.

An den salmiakfreien Tagen enthielt der Harn in gleicher Gestalt an Stickstoff täglich 0,2379.

Während der fünf Salmiaktage sind demnach $1{,}633 - 5 \times 0{,}2379 = 0{,}4435$ N mehr ausgeschieden worden, als ohne Salmiakdarreichung ausgeschieden worden wären.

Von den 7,4 N des resorbirten Salmiak sind also $7{,}4 - 0{,}4435 = 6{,}9565$ oder 94 pCt. im Körper des diabetischen Mädchens verschwunden.

Die Bestimmungen des Säure- wie des Ammoniakgehaltes der Harne in vorstehender Reihe haben übereinstimmend bewiesen, dass sich vom resorbirten Salmiak innerhalb der Gewebe des Diabetikers Ammoniak getrennt hat. Denn einerseits nahm der Säuregehalt des Harnes während der Salmiaktage zu, was nur so geschehen sein konnte, dass vom resorbirten Salmiak Salzsäure frei geworden ist und dafür Alkali der Säfte gebunden hat. Anderseits ist vom resorbirten Salmiak nur das Chlor, nicht das Ammoniak im Harn ganz wieder erschienen.

2. Einfluss des Salmiak auf die Ausscheidung des Wassers und des Stickstoffs.

Im Körper des gesunden Menschen haben wir den grössten Theil des in Form von Salmiak zugeführten Ammoniak unter erheblicher Steigerung der Stickstoffausscheidung durch den Harn verschwinden sehen. Durch diese vermehrte Stickstoffausscheidung, fanden wir gleichzeitig, war die Menge des im verschwundenen Ammoniak enthalten gewesenen Stickstoffs weit übercompensirt worden. Daraus musste der Schluss gezogen werden, dass, wenn der verschwundene Ammoniak sich im Körper des gesunden Menschen in Harnstoff verwandelt und von ihm als Harnstoff entleert wird, was uns sehr wahrscheinlich erschien, der Salmiak jedenfalls auch Eiweiss der Säfte zum Zerfall bringt.

Dieses Verhalten musste an das des Kochsalzes erinnern, von dem es seit den Arbeiten Voit's bekannt ist, dass es die Harnstoffbildung begünstigt.

In der That erwies sich die Analogie der Wirkungen beider Salze im Körper des gesunden Menschen als eine vollkommene.

Denn auch die durch den Kochsalzgenuss stets angeregte und die Vermehrung der Harnstoffbildung regelmässig begleitende Steigerung der Diurese fand sich in derselben Weise beim gesunden Menschen nach Salmiakdarreichung wieder.

Es war nun von hohem Interesse festzustellen, ob sich Harnstoffbildung und Wasserausscheidung bei Salmiakfütterungen im diabetischen Körper ebenso gestalten würden, wie im gesunden.

Denn je nachdem das der Fall war oder nicht, nahm eine sehr nahe liegende Präsumption über das Endschicksal des im diabetischen Körper verschwindenden Ammoniak einen grösseren oder geringeren Grad von Wahrscheinlichkeit für sich in Anspruch.

Die Ausscheidung des Wassers und des Gesammtstickstoffs war nun in der zuletzt besprochenen an dem diabetischen Mädchen angestellten Versuchsreihe folgende:

Datum des Versuchstages.	Versuchstag.	Harn. Menge.	Harn. Gesammtstickstoff.
11. Juni 1878.	1.	6210	19,126
12. - -	2.	5350	10,486
13. - -	3.	5900	15,736
14. - -	4.	5620	16,520
15. - -	5.	5850	16,380
16. - -	6.	5450	18,312
17. - -	7.	4850	10,860
18. - -	8.	5000	11,200
19. - -	9.	5310	11,294
Mittel aus 9 Versuchen		5904	14,446
Salmiakperiode. Während derselben sind im Ganzen 28,3 NH_4Cl resorbirt worden.			
20. Juni 1878.	10.	3850	9,700
21. - -	11.	5650	12,66
22. - -	12.	5000	12,60
23. - -	13.	4870	13,64
24. - -	14.	5000	9,80
Mittel aus 5 Versuchen		4870	11,68
Nachperiode.			
25. Juni 1878.	15.	5250	14,00
26. - -	16.	5400	10,584
27. - -	17.	6550	14,670
28. - -	18.	5810	14,600
29. - -	19.	3990	16,760
Mittel aus 5 Versuchen		5400	14,122

1. Wasserbilanz.

In der Vorperiode wurden täglich im Mittel 5904
- - Nachperiode - - - - 5400

also an Einem Normaltage 5652

Wasser ausgeschieden.

Der mittlere Werth der Wasserausscheidung an jedem Salmiaktage betrug dagegen nur 4870, also 782 Wasser weniger als an salmiakfreien Tagen.

2. Stickstoffbilanz.

Die Menge des täglich mit dem Harn entleerten Stickstoffs betrug in der Vor- und in der Nachperiode übereinstimmend 14 Grm., während sie an jedem Salmiaktage nur 11, also 3 N weniger betrug, als unter normalen Verhältnissen.

Somit hat die Feststellung sowohl der Wasser- wie der Stickstoffausscheidung nach Salmiakfütterung bei dem diabetischen Mädchen ein dem beim gesunden Menschen gefundenen ganz entgegengesetztes Resultat ergeben.

Hier waren Harnstoffausscheidung und Diurese nach Salmiakgenuss gesteigert, dort dagegen vermindert.

Auch in dem subjectiven Verhalten der beiden Versuchspersonen war zur Zeit des Salmiakgenusses ein entschiedener Gegensatz zu bemerken. Der gesunde Mann klagte während der Salmiaktage über quälenden Durst. Das diabetische Mädchen erklärte spontan, dass sich ihr Durst während des Gebrauchs des Mittels vermindere. Jener hätte gern die ihm vorgeschriebene Wasserportion überschritten, diese gab an, letztere nur noch mit Ueberwindung trinken zu können.

Und doch hatte die Salmiakdarreichung bei beiden Personen unter genau denselben Verhältnissen stattgefunden und namentlich auch bei dem diabetischen Mädchen wie bei dem gesunden Manne nicht die geringste Indigestion hervorgerufen.

Weitere Erfahrungen über den Einfluss des Salmiak auf Wasser- und Stickstoffausscheidung bei Diabetikern hatte ich früher schon an dem zuerst erwähnten diabetischen Manne aus der Königsberger Klinik gesammelt.

Derselbe erhielt die schon einmal genauer besprochene Kost[1]), aber kein Alkali.

[1]) S. S. 22.

In der nächstfolgenden Reihe wurde in seinem Harn ausser dem Gesammtstickstoff auch noch der Harnstoff nach Ausfällung des Chlor nach der von v. Liebig angegebenen Methode besonders bestimmt, um zur Controle der Stickstoffbestimmungen verwerthet zu werden.

Vorperiode.

Versuch.	Versuchstag.	Harn.				
		Menge.	Spec. Gew.	Chlor.	Gesammtstickstoff.	Harnstoff (nach v. Liebig).
1.	24. Febr. 1876.	3855	1,033	10,0	31,3	58,98
2.	25. - -	4370	1,034	8,2	35,48	61,18
3.	26. - -	4270	1,035	11,9	41,81	74,2
4.	27. - -	4220	1,033	6,1	35,44	56,1
5.	28. - -	4090	1,034	6,4	34,35	57,3
5	Mittel aus den beid. letzt. Tag.:	4155	1,033	6,25	34,89	56,7

Nachdem sich, wie die Harnanalyse der beiden letzten Tage lehrt, Constanz in den Ausscheidungen eingestellt hatte, erhielt der Kranke fünf Tage hinter einander je

$$20\ NH_4Cl = 5,23\ N \text{ und } 13,2\ Cl.$$

Er schied nun folgende Harnbestandtheile aus:

Salmiakperiode.

Versuch.	Tag.	Harn.				
		Menge.	Spec. Gew.	Chlor.	Gesammtstickstoff.	Harnstoff.
6.	29. Febr. 1876.	4018	1,032	10,5	30,3	50,22
7.	1. März -	4075	1,031	11,3	33,09	58,27
8.	2. - -	4170	1,031	12,6	30,35	55,0
9.	3. - -	4080	1,030	13,8	33,13	55,89
10.	4. - -	4120	1,031	12,0	29,99	54,38
	Nachperiode.					
11.	5. - -	4290	1,032	18,87	31,12	60,5
12.	6. - -	4100	1,034	14,7	33,29	60,27
Mittel aus vorstehenden 7 Tagen:		4122	1,031	13,4	31,61	56,36
13.	7. - -	4130	1,034	6,0	32,38	58,58
14.	8. - -	4020	1,034	6,8	28,14	50,6
15.	9. - -	4120	1,034	6,5	32,30	53,1
Mittel aus den 3 letzten Tagen:		4090	1,034	6,4	30,94	54,09

Die Zahlen für den Chlorgehalt der Harne zeigen, dass der Einfluss des Salmiakgenusses die fünf Salmiaktage um 2 mal 24 Stunden überdauert hat.

Erst vom dritten Tage der Nachperiode (7. März) ab enthielt der Harn gleichmässig dieselben Chlormengen, welche er auch an den beiden letzten Tagen der Vorperiode enthalten hatte.

1. Chlorbilanz.

Ausgeschieden wurden an den beiden letzten Tagen der Vorperiode mit dem Harn täglich im Mittel . . . 6,25 Cl
und an den drei letzten Tagen der Nachperiode 6,4 -
also während Eines Normaltages durchschnittlich 6,32 Cl.

Nun enthielt der Harn der 7 Salmiaktage im Ganzen 93,77 Cl, d. h. $93{,}77 - 7 \times 6{,}32 = 49{,}53$ Cl mehr, als er enthalten haben würde, wenn die Versuchsperson keinen Salmiak zu sich genommen hätte.

Es gehören demnach 49,53 von dem während der Salmiakperiode ausgeschiedenen Chlor dem genossenen Salmiak an.

Demnach sind 74,6 dieses Salzes in die Säfte der Versuchsperson eingetreten.

2. Wasserbilanz.

An den beiden letzten Tagen der Vorperiode wurden täglich im Mittel 4155 und an den drei letzten Tagen der Nachperiode 4090 Harn ausgeschieden. — Die mittlere Harnmenge Eines Normaltages betrug demnach **4122,5**.

Während der 7 Salmiaktage wurden zusammen 8245, also täglich **4122** Wasser mit dem Harn entleert.

Trotz der Aufnahme des sehr erheblichen Quantum von 75 NH_4Cl in die Säfte des Diabetikers fand demnach nicht die allergeringste Steigerung seiner Diurese statt.

Die Kothentleerung war durch den Salmiak ebenfalls in keiner Weise beeinflusst worden.

3. Stickstoffbilanz.

a. Gesammtstickstoff.

Der Harn der beiden letzten Tage der Vorperiode enthielt im Mittel . . . . 34,89 N,
der der drei letzten Tage der Nachperiode . . . . . 30,94 -
Der gewöhnliche Tagesharn enthielt also durchschnittlich 32,91 N.

Während der sieben Salmiaktage wurden zusammen 221,27, während eines einzigen also 31,61 N entleert.

Folglich hat die grosse Menge des resorbirten Salmiak (75,0) nicht nur nicht die Diurese, sondern auch nicht die Stickstoffausscheidung unseres Patienten im allergeringsten gesteigert.

b. Harnstoff.

Ganz dasselbe Resultat haben die Harnstoffbestimmungen der Reihe ergeben.

In der Vorperiode liessen sich täglich im Harn durch Titriren mit Quecksilbernitrat durchschnittlich 56,7 Harnstoff nachweisen,
in der Nachperiode 54,09
und an den Salmiaktagen 56,36,
also in allen drei Perioden fast genau ein und dieselbe Menge.

Dieses Ergebniss stützt das durch die Bestimmungen des Gesammtstickstoffs gewonnene und beweist von Neuem, dass der Salmiak auf die Bildung und Ausscheidung des Harnstoffs beim Diabetiker ohne Einfluss ist.

Doch lehrt ein Vergleich zwischen den absoluten Werthen der Harnstoff- und der für den Gesammtstickstoff gewonnenen Zahlen, dass die ersteren dem wahren Harnstoffgehalt der Harne nicht entsprechen, sondern demselben, wie die folgende Tabelle zeigt, sehr weit nachstehen.

Harn.

Periode.	Gehalt an Harnstoff (nach v. Liebig).	Gehalt an Stickstoff berechnet aus dem gefundenen Harnstoff.	Gehalt an Stickstoff direct bestimmt nach Schneider-Seegen.
Vorperiode	56,7	26,48	34,89
Nachperiode	54,09	25,26	31,61
Salmiakperiode	56,36	26,32	30,94

Damit ist bewiesen, dass die v. Liebig'sche Methode der Harnstoffbestimmung im diabetischen Harn zu fehlerhaften Resultaten führt und für denselben ohne Controle des Gesammtstickstoffs nicht zu verwerthen ist [1]).

[1]) Nach Voit (Zeitschr. f. Biolog. Bd. XII. 1876. S. 59) eignet sich die Methode v. Liebig's zur Bestimmung des Harnstoffs auch für den normalen verdünnten Harn des Menschen nicht.

Die Harnstoffbestimmungen haben mit denen des Gesammtstickstoffs übereinstimmend gezeigt, dass der resorbirte Salmiak den Gehalt an Stickstoff im Harn nicht vermehrt hat. Es sind im Ganzen 74,6 NH_4Cl mit 19,5 N in die Säfte des Kranken eingetreten.

Folglich sind in dem vorliegenden Fall 19,5 oder 100 pCt. des mit dem Salmiak aufgenommenen Stickstoffs im Körper des Diabetikers verschwunden.

Wir dürfen nun nach dem Ausfall der an beiden diabetischen Personen angestellten Versuchsreihen schliessen, dass der Salmiak, der den Körper des gesunden Menschen zu vermehrter Wasser- und Stickstoffausscheidung veranlasst, im Körper des Diabetikers weder die eine noch die andere dieser beiden Wirkungen ausübt.

3. Einfluss des Kochsalzes auf die Ausscheidung des Wassers und des Stickstoffs beim Diabetiker.

Bevor wir aus diesem eigenartigen Verhalten des diabetischen Körpers gegenüber dem Salmiak bestimmte Schlüsse ziehen, müssen wir zunächst untersuchen, ob ausser dem Salmiak auch noch andere im gesunden Körper ihm ähnlich wirkende Stoffe im diabetischen Organismus ihre Eigenschaften verlieren.

Denn erst nach dem Ausfall dieser Prüfung werden wir zu entscheiden im Stande sein, ob wir es hier mit einer in der diabetischen Constitution begründeten Erscheinung zu thun haben, oder nur mit einem Phänomen, das in einer zufällig paralysirenden Einwirkung der diabetischen Körpersäfte speciell auf das Chlorammonium seinen Grund hat.

Dem Salmiak ähnlich wirkt, wie wir gesehen haben, in Bezug auf Harnstoffbildung und Wasserausscheidung das Kochsalz.

So fragt es sich denn, welchen Einfluss das Kochsalz auf Diurese und Eiweisszerfall beim Diabetiker ausübt.

Folgende Reihen werden darüber Auskunft geben. — Sie sind an demselben diabetischen Mann angestellt, welcher auch für die vorhergehende Versuchsreihe gedient hat.

Bei einer gegen früher ein wenig modificirten Kost — Patient ass weniger Fleisch nnd Brod, als vorher — schied der Kranke Harn von folgender Beschaffenheit aus:

Ausgabe.

Datum des Versuchstages.	Versuchstag.	Harn. Menge.	Spec. Gew.	Chlor.	Gesammter Stickstoff.
19. März 1876.	1.	4240	1,034	8,7	28,5
20. - -	2.	4000	1,034	7,7	26,9
21. - -	3.	3960	1,033	7,2	26,6
22. - -	4.	4180	1,034	9,6	30,43
23. - -	5.	4100	1,034	9,4	27,55
24. - -	6.	4090	1,034	8,4	29,77
	6	4095	1,034	8,5	28,3
		Mittel.			

Vom 25. März ab erhielt der Kranke sechs Tage lang je 20 NaCl = 12,1 Cl.

Ausgabe.

Datum des Versuchstages.	Versuchstag.	Harn. Menge.	Spec. Gew.	Chlor.	Gesammter Stickstoff.
25. März 1876.	7.	4023	1,033	11,5	23,0
26. - -	8.	4050	1,033	14,7	27,2
27. - -	9.	4220	1,033	10,2	28,35
28. - -	10.	4000	1,033	12,8	25,76
29. - -	11.	4160	1,033	13,3	25,63
30. - -	12.	4225	1,031	13,6	26,02
Mittel aus	6	4113	1,033	12,7	25,99
		Nachperiode.			
31. - -	13.	4280	1,032	12,4	22,76 (?)
1. April -	14.	4370	1,033	10,9	23,25 (?)
2. - -	15.	4160	1,032	6,7	24,46
3. - -	16.	4310	1,033	7,8	30,16
		4280	1,033	7,2	27,31
		Mittel aus den beiden letzten Tagen.			

1. Chlorbilanz.

Die durch den Kochsalzgenuss veranlasste Steigerung der Chlorausscheidung durch den Harn überdauerte die Zeit der Kochsalzeinnahme um 48 Stunden. Erst vom dritten Tage der Nachperiode an begann die Chlormenge im Harn der ursprünglichen gleich zu werden.

An den 8 Kochsalztagen wurden zusammen 99,5 Cl entleert, an den 6 Tagen der Vorperiode und den beiden letzten Tagen der Nachperiode zusammen 65,5 Cl.

Folglich sind durch den sechstägigen Kochsalzgenuss im Ganzen 34,0 Cl oder 56,2 NaCl in die Säfte der Versuchsperson eingeführt worden.

2. Wasserbilanz.

In der Vorperiode wurden täglich 4095
in der Nachperiode - - 4280,
also für gewöhnlich im Mittel 4187 Harn entleert.

Die mittlere Menge des in Einem Tage während der Kochsalzzufuhr ausgeschiedenen Harnes betrug 4113.

Also hat die grosse Menge von Kochsalz, welche sechs Tage lang die Gewebe des Diabetikers umspülte, dessen Wasserausfuhr nicht gesteigert.

3. Stickstoffbilanz.

Die mittlere Tagesmenge des Gesammtstickstoffs im Harn war
in der Vorperiode 28,3
- - Nachperiode 27,3
also unter gewöhnlichen Verhältnissen 27,8 im Durchschnitt.
Zur Zeit der Kochsalzzufuhr betrug sie 25,99 - -

Demnach hat der Kochsalzgenuss auch die Stickstoffausscheidung durch den Harn bei dem Diabetiker nicht gesteigert.

In einer zweiten an derselben Versuchsperson angestellten Kochsalzreihe wurde die Dosis des täglich gereichten Kochsalzes um das Doppelte gesteigert.

Es geschah dies in folgender Absicht.

Der eben berichtete Ausfall der Stickstoffbestimmungen bei Kochsalzzufuhr könnte möglicherweise die Vermuthung erwecken, dass hier eine Vermehrung des Stickstoffs im Harn nur deshalb nicht habe festgestellt werden können, weil das genossene Kochsalz die Ausnutzung der Nahrung im Darm theilweise gestört und so die Wirkung einer thatsächlich vorhanden gewesenen Steigerung des Eiweisszerfalles paralysirt habe.

Das Fehlen jeder Indigestionserscheinung bei unserem Kranken, das frühere Ergebniss am gesunden Menschen und der Umstand, dass bei der fast absoluten Gleichheit der Stickstoffausscheidung während aller dreier Perioden, die höchst unwahrscheinliche Annahme hätte gemacht werden müssen, dass das genossene Kochsalz gerade so viel Eiweiss an der Ausnutzung im Darm gehindert, als es innerhalb der Säfte zum Zerfall gebracht habe, widerlegen zwar die erwähnte Vermuthung von vornherein.

Jedoch schien es mir, dass diese Widerlegung noch des vollen Beweises ermangele, und dass der Versuch mit der Darreichung einer doppelten Kochsalzmenge ihn zu liefern im Stande sein werde.

Denn wenn der Genuss einer bestimmten Kochsalzmenge die Ausnutzung der Nahrung im Darm störte, so durfte angenommen werden, dass die Zufuhr einer doppelten Menge dieses Salzes eine doppelt so grosse Störung bewirken würde. In unserem speciellen Fall musste unter solchen Umständen die Stickstoffausscheidung durch den Harn während der doppelt gesteigerten Kochsalzzufuhr derart beeinflusst werden, dass zur Zeit dieser Zufuhr weniger Stickstoff im Harn erschien, als früher und somit im Verhältniss zur Norm ein Stickstoffdeficit entstand.

Der an demselben Mann ausgeführte Versuch ergab Folgendes:

Vorperiode.

Datum des Versuchstages.	Versuchstag.	Harn.			
		Menge.	Spec. Gew.	Chlor.	Stickstoff.
9. April 1876.	1.	4140	1,034	8,3	26,65
10. - -	2.	4240	1,034	8,3	24,93
11. - -	3.	4150	1,034	7,3	26,72
Mittel aus	3	4177	1,034	7,9	26,1

Der Kranke nahm nun drei Tage hintereinander je 40,0 NaCl = 27,2 Cl.

Kochsalzperiode.

Datum des Versuchstages.	Versuchstag.	Harn.			
		Menge.	Spec. Gew.	Chlor.	Stickstoff.
12. April 1876.	4.	4345	1,032	15,5	26,9
13. - -	5.	4180	1,030	17,5	22,2
14. - -	6.	4220	1,034	16,4	29,5
Nachperiode.					
15. - -	7.	4490	1,030	13,1	26,4
Mittel aus	4	4309	1,031	15,6	26,2
16. - -	8.	4375	1,030	8,49	28,17
17. - -	9.	4420	1,030	6,94	22,28
18. - -	10.	4025	1,030	7,81	23,67
19. - -	11.	4210	1,032	7,16	27,11
20. - -	12.	4060	1,032	6,66	27,28
Mittel aus	5	4218	1,030	7,41	25,7

1. Chlorbilanz.

Die Chlorausscheidung lehrt, dass der erste Tag der Nachperiode noch unter dem Einfluss des Kochsalzgenusses der voraufgehenden Tage stand.

An den 4 Kochsalztagen wurden zusammen 62,4 Cl mit dem Harn entleert.

In der Vorperiode enthielt der Tagesharn im Mittel 7,9 Cl
in der Nachperiode . . . . 7,4 Cl,
also unter gewöhnlichen Verhältnissen durchschnittlich 7,6 Cl.

Es sind demnach den Körpersäften durch die Darreichung der früher bezeichneten Kochsalzmengen $62,4 - 4 \times 7,6 = 32,0$ Cl oder 52,7 NaCl zugeführt worden.

In derselben Zeit hatte die Versuchsperson im Ganzen 120 NaCl eingenommen. Also sind von dem genossenen Kochsalz 67,3 im Darm verblieben.

2. Stickstoffbilanz.

Der Harn enthielt durchschnittlich

in der Vorperiode	26,1	Stickstoff
- - Nachperiode	25,7	-
- - Kochsalzperiode	26,2	-

Trotzdem also während der Kochsalztage in den Säften der Versuchsperson 52,7 NaCl und im Darm 67,3 NaCl vorübergehend vorhanden gewesen sind, so ist die Stickstoffausscheidung durch den Harn in dieser Zeit dennoch dieselbe geblieben, wie vor- und nachher, wo keine besondere Kochsalzzufuhr zur Nahrung stattfand und wie zu derjenigen Zeit, wo die Kochsalzzufuhr nur die Hälfte der in der letzten Reihe angewandten betrug.

Damit ist der Beweis geliefert, dass das Kochsalz einerseits beim Diabetiker Eiweiss in den Säften nicht zum Zerfall bringt und anderseits bei den besprochenen Versuchen auch in grossen Mengen die Ausnutzung der Nahrung im Darm nicht gestört hat.

3. Wasserbilanz.

An Harn wurden im Lauf von 24 Stunden entleert

in der Vorperiode	4177
- - Nachperiode	4218
- - Kochsalzperiode	4309

Während der Kochsalzzufuhr sind also täglich 112 Wasser mehr durch die Nieren ausgeschieden worden, als ohne dieselbe.

Es haben somit 52,7 NaCl die Diurese unseres Kranken im Ganzen um 448 gesteigert.

Erwägt man jedoch, dass bei dem gesunden Manne 12 NaCl die Harnmenge sofort um 390, also relativ um beinahe das Vierfache vermehrt haben, so werden wir zu schliessen berechtigt sein, dass das Kochsalz beim Diabetiker, wie es den Zerfall von Eiweiss in seinen Säften nicht anregt, im Allgemeinen auch auf dessen Wasserausscheidung ohne bemerkenswerthen Einfluss ist.

Dieses Ergebniss stand, wie bei den Salmiakreihen, mit dem subjectiven Befinden des Kranken durchaus im Einklang.

Trotz der sehr erheblichen Dosen von Kochsalz, die der Kranke nahm, fühlte er nicht die geringste Steigerung seines Durstes, sondern, wenn man seinen Angaben trauen durfte, eher eine Verminderung desselben.

Nach diesen Erfahrungen wird es uns gestattet sein, einen genauen Vergleich zwischen dem Verhalten zu ziehen, welches der Salmiak im Körper einerseits des gesunden und anderseits des diabeteskranken Menschen entfaltet.

1. Ammoniak.

Der gesunde Mann hatte im Lauf von zwei Tagen etwa 20 NH_4Cl erhalten, das genossene Salz ganz resorbirt und von dem resorbirten Ammoniak 65,4 pCt. nicht wieder ausgegeben.

Von den diabetischen Versuchspersonen hat zunächst das Mädchen in der ersten Reihe während 5 Tagen 48,9 NH_4Cl und in der zweiten Reihe während derselben Zeit 50 NH_4Cl eingenommen. In dem ersten Fall hat sie alles resorbirt und von dem resorbirten Ammoniak 72 pCt. zurückbehalten. In dem zweiten Fall hat sie nur die Hälfte des genossenen Salzes in die Säfte aufgenommen, aber von dem resorbirten Ammoniak 94 pCt. retinirt.

Der diabetische Mann, von dem zuletzt die Rede gewesen ist, hat 100 NH_4Cl im Laufe von 5 Tagen erhalten, davon 74,6 resorbirt und von dem resorbirten Ammoniak 100 pCt. in seinem Körper zum Verschwinden gebracht.

Diese Gegenüberstellung der Resultate lehrt, dass zwar sowol der gesunde, wie der diabeteskranke Körper des Menschen die Fähigkeit besitzt, Salmiak zu spalten und frei werdendes Ammoniak zu binden, dass aber im diabetischen Organismus diese Fähigkeit in weit höherem Grade entwickelt ist, als im gesunden.

2. Wasser.

Bei dem gesunden Mann hat die Darreichung sowol von Salmiak, als von Kochsalz die Wasserausscheidung durch die Nieren sehr erheblich gesteigert.

An diabeteskranken Personen blieben beide Salze dagegen ganz oder doch beinahe ganz ohne Wirkung.

Ich glaube diese Differenz nicht anders erklären zu können, als so, dass der in den Säften des Diabetikers kreisende Zucker das Wasser aus den Geweben bereits bis zur Grenze der Möglichkeit aussaugt und deshalb die hygroskopische Eigenschaft der Salze paralysirt, die noch im gesunden Körper diuretische Wirkungen äussern.

3. Stickstoff.

Auch die Stickstoffausscheidung durch den Harn konnte durch Salmiak und durch Kochsalz nur beim gesunden Manne, aber bei keiner der verschiedenen diabetischen Personen, welche zu meinen Versuchen gedient haben, gesteigert werden.

Daraus kann man ebenfalls ersehen, wie der Eiweisszerfall in den Säften des Diabetikers bereits seine Grenze erreicht hat und wie er dagegen beim Gesunden nur auf einer Höhe steht, welche noch unschwer zu überwinden ist.

Doch folgt aus demselben Resultat noch ein zweiter für die uns in vorliegender Arbeit speciell interessirende Frage sehr wichtiger Schluss.

Wir konnten aus der Vermehrung der Harnstoffausscheidung nach Genuss von Salmiak beim gesunden Menschen schliessen, dass das in seinem Körper verschwindende Ammoniak sich wahrscheinlich in Harnstoff verwandelt und wieder als Harnstoff entleert wird. Das Verhalten des Stickstoffs im Harn der Diabetiker nach Salmiakgenuss hat uns dagegen nicht den geringsten Anhalt für die Annahme geboten, dass das mit so grosser Energie vom diabetischen Körper absorbirte Ammoniak hier die gleiche Metamorphose erleidet.

4. Einfluss des Salmiak auf die Ausscheidung des Zuckers.

Um so grösser war das Interesse, welches an die Frage über den Einfluss des Salmiak auf die Ausscheidung des diabetischen Zuckers sich knüpfte.

Einige Versuchsreihen werden lehren, was in dieser Beziehung sich hat feststellen lassen.

1. Diabetisches Mädchen.

Es erhielt neben der Kost[1]) täglich 10,0 $NaCo_3$ und an fünf Salmiaktagen dazu noch je 10 NH_4Cl. Der Zucker wurde in nachfolgender Reihe polarisirt mit Jelett Corny's Halbschattenapparat.

Ausgabe[2]).

Versuchstag.	Versuch.	Harn.		
		Menge.	Spec. Gew.	Zucker.
1. Vorperiode.				
11. Juni 1878.	1.	6210	1,033	422,2
12. - -	2.	5350	1,035	374,5
13. - -	3.	5900	1,034	377,6
14. - -	4.	5620	1,033	370,9
15. - -	5.	5850	1,034	432,9
16. - -	6.	5450	1,036	381,5
17. - -	7.	4850	1,037	358,9
18. - -	8.	5000	1,034	350,0
19. - -	9.	5310	1,036	403,5
Mittel aus	9	5904	1,035	385,8
2. Salmiakperiode.				
20. - -	10.	3850	1,037	292,6
21. - -	11.	5650	1,032	350,3
22. - -	12.	5000	1,035	370,0
23. - -	13.	4870	1,040	350,6
24. - -	14.	5000	1,034	310,0
Mittel aus	5	4870	1,035	334,7
3. Nachperiode.				
25. - -	15.	5250	1,035	378,0
26. - -	16.	5400	1,037	399,6
27. - -	17.	6550	1,033	484,7

Nach Abschluss der Reihe betrug die Zuckerausscheidung vom 28. Juni ab an den darauf folgenden Tagen 421,3, 375,5, 378,6, 372,0 u. s. w.

Zuckerbilanz.

Die täglich durch den Harn ausgeschiedene Zuckermenge betrug im Mittel

[1]) S. 24. [2]) S. 31.

während der neuntägigen Vorperiode . . 385,8
an den fünf Salmiaktagen 334,7
also während des Salmiakgenusses täglich 51,1 weniger.

Unmittelbar nach dem Aussetzen des Salmiak begann sofort der Zuckergehalt des Harnes zu steigen. Dann hielt er sich sieben Tage lang auf einer Höhe, welche die der Salmiaktage wieder wesentlich übertraf. Denn aus allen Zahlen der Nachperiode ergiebt sich eine mittlere Tagesquantität von 401,4 Zucker.

Berücksichtigen wir auch diese Zahl, so hat unsere Kranke unter gewöhnlichen Verhältnissen täglich im Mittel 393,6 und bei Salmiakzufuhr 334,7 Zucker ausgeschieden, also 58,9 weniger.

Bei der Feststellung der Stickstoffbilanz [1]) derselben Reihe haben wir gefunden, dass während derselben von dem genossenen Salmiak 6,96 N im Körper der Versuchsperson zurückgeblieben waren.

Somit sind zu gleicher Zeit im Körper des diabetischen Mädchens 6,96 N und 294,5 Zucker verschwunden oder mit je 1,0 N 42,3 Zucker.

2. Diabetischer Mann [2]).

Derselbe nahm kein Alkali neben seiner Kost. Der Harnzucker wurde durch Titriren mit Fehling'scher Lösung bestimmt.

Ausgabe [3]).

Versuchstag.	Versuch.	Harn.		
		Menge.	Spec. Gew.	Zucker.
1. Vorperiode.				
Die beiden letzten Tage einer fünftägigen Reihe.				
27. Febr. 1876.	4.	4220	1,033	215,2
28. - -	5.	4090	1,034	216,77
Mittel:	2	4155	1,033	215,99
2. Salmiakperiode.				
Täglich 20,0 NH_4Cl.				
29. - -	6.	4018	1,032	196,9
1. März -	7.	4075	1,031	183,37
2. - -	8.	4170	1,031	183,48
3. - -	9.	4080	1,030	175,44
4. - -	10.	4120	1,031	181,28
Mittel:	5	4092	1,031	184,09
3. Nachperiode.				
5. - -	11.	4290	1,032	205,92
6. - -	12.	4100	1,034	209,1
7. - -	13.	4130	1,034	218,89
8. - -	14.	4020	1,034	221,1
9. - -	15.	4120	1,034	222,48
Mittel:	5	4132	1,034	215,49

[1]) S. 32. [2]) S. 22. [3]) S. 36.

In vorstehender Reihe ist zunächst das Verhalten des specifischen Gewichtes des Harnes bemerkenswerth.

Während der Vorperiode wog der Harn im Mittel 1,033.

Obgleich der Kranke während der Salmiakperiode eine grosse Menge von Salz genoss und eher eine Abnahme, als eine Zunahme seiner Diurese erfuhr, so sank doch in derselben Zeit das spec. Gewicht seines Harnes auf 1,031 und hob sich erst in der Nachperiode auf 1,034, als die Salmiakzufuhr wieder unterblieb.

Der Zuckergehalt des Harnes bot während der Reihe das analoge Verhalten dar.

Derselbe betrug täglich

in der Vorperiode	215,99
- - Nachperiode	215,49
- - Salmiakperiode	184,09.

Somit hat der Salmiakgenuss im Mittel täglich einen Abfall von 31,65 Zucker im Harn bewirkt.

Bei der früher aufgestellten Stickstoffbilanz dieser Reihe ergab sich, dass im Körper des Kranken von dem genossenen Salmiak im Ganzen 19,5 Stickstoff zurückgeblieben waren.

Es sind also in vorstehendem Fall von Diabetes gleichzeitig 19,5 Stickstoff und 158,25 Zucker im Körper der Versuchsperson zurückgeblieben, also mit je 1,0 N 81,2 Zucker.

An demselben Kranken setzte ich die Salmiakfütterungen in der eben geschilderten Weise mit Unterbrechungen einige Monate lang fort.

Alle diese Versuche hatten denselben Erfolg.

Der Salmiakgenuss steigerte die Ausscheidung von Chlor, veränderte die des Wassers und des Stickstoffs nicht, hatte keinen oder einen herabsetzenden Einfluss auf den Durst und setzte in der Regel den Zuckergehalt des Harnes herab.

Die letzte von allen an dem Kranken angestellten Reihen war folgende:

Datum des Versuchstages.	Versuchstag.	Harn. Menge.	Spec. Gew.	Chlor.	Stickstoff.	Zucker.
		1. Vorperiode.				
12. Mai 1876.	1.	3705	1,033	7,6	21,8	203,7
13. - -	2.	3720	1,033	6,8	22,4	212,0
14. - -	3.	3580	1,034	5,6	20,0	193,3
15. - -	4.	3680	1,034	6,5	20,6	213,4
16. - -	5.	3740	1,034	6,1	21,3	201,9
17. - -	6.	3775	1,034	6,6	23,2	203,8
Mittel:	6	3700	1,034	6,5	21,5	204,5
		2. Salmiakperiode. Täglich 15 NH_4Cl = 3,9 N und 9,9 Cl.				
18. - -	7.	3720	1,032	8,1	18,9	193,4
19. - -	8.	3625	1,031	10,5	20,2	177,6
20. - -	9.	3820	1,031	9,7	20,3	188,1
21. - -	10.	3430	1,030	10,2	19,2	157,8
Mittel:	4	3648	1,031	9,6	19,6	178,9
		3. Nachperiode.				
22. - -	11.	3408	1,031	7,5	19,1	167,0
23. - -	12.	3800	1,033	6,4	21,3	205,2

1. Chlor.

Der mittlere Werth für die Chlorzahlen der Vorperiode betrug 6,5. In der Nachperiode war die Chlorausscheidung erst am zweiten Tage die gleiche. Folglich stand der erste Tag der Nachperiode noch unter dem Einfluss der viertägigen Salmiakreihe. An diesen 5 vom genossenen Salmiak beeinflussten Tagen sind im Ganzen $4 \times 9{,}6 + 7{,}5 = 45{,}9$ Cl mit dem Harn entleert worden. Da in derselben Zeit ohne Salmiakgenuss nur 32,5 Cl im Harn erschienen wären, so sind dem Kranken durch die Darreichung von Salmiak 13,4 Cl oder 20,2 NH_4Cl in die Säfte eingeführt worden.

2. Specifisches Gewicht.

Dasselbe fiel während der Salmiakzufuhr. In der Vorperiode wog der Harn 1,034, während der Salmiakperiode 1,031. Nach dem Aussetzen des Salmiak hob sich das Gewicht des Harnes genau in derselben Zeit auf 1,033, in welcher auch der Einfluss des genossenen Salmiak auf die Beschaffenheit des Harnes sich geltend zu machen aufhörte.

3. Harnwasser.

Das eben dargelegte Verhalten des spec. Gewichts ist um so bemerkenswerther, als die Menge des Harnwassers während der

Salmiakzufuhr nicht zu-, sondern noch täglich im Mittel um 52,0 abnahm.

4. Stickstoff.

Wie die Mittelzahl für den Stickstoffgehalt des Harnes in der Vorperiode und die Stickstoffzahl des zweiten Tages der Nachperiode lehren, wurden an Normaltagen 21,5 und an Salmiaktagen nur 19,6 Stickstoff entleert. Trotzdem den Säften des Kranken 5,2 N durch den genossenen Salmiak zugeführt worden waren, fand also keine vermehrte Stickstoffausscheidung statt. Es muss also die gesammte Menge des mit dem Salmiak resorbirten Stickstoffs im Körper des Kranken verschwunden sein.

5. Zucker.

In der Vorperiode enthielt der Harn täglich 204,5 Zucker. So lange Salmiak genommen wurde und Einen Tag darüber zeigte sich der Zuckergehalt des Harnes niedriger. Aber am zweiten Tage der Nachperiode war weder das Mittel der Vorperiode erreicht, — ein für die Beurtheilung auch der übrigen damit ganz übereinstimmenden Ergebnisse der Reihe sehr werthvolles Factum.

Während der vom Salmiakgenuss beeinflussten Tage der Reihe sind im Ganzen $4 \times 178,9 + 167,0 = 882,6$ Zucker im Harn vorhanden gewesen. An Normaltagen wären in der gleichen Zeit $5 \times 204,5 = 1022,5$, also 139,9 Zucker mehr ausgeschieden worden.

Folglich sind dieses Mal 5,2 Stickstoff (vom Salmiak) und 139,9 Zucker im Körper der Versuchsperson gleichzeitig zurückgeblieben, oder mit 1,0 N 26,8 Zucker.

Da der Kranke vom Februar bis Mai 1876 in einem beständigen, wenn auch selbstverständlich mit den nothwendigen Pausen unterbrochenen Stoffwechselversuch stand, so hat es ein gewisses Interesse, das Gesammtresultat kurz zu betrachten, welches eine so lange dauernde Ammoniakzufuhr bei ihm herbeigeführt hat.

Er schied aus im Mittel:

Zeit.	Harn.			
	Menge.	Spec. Gew.	Stickstoff.	Zucker.
Februar	4646	1,032	23,4	321,5
Mai	3700	1,034	21,5	204,5

Es war also sowol die Harnmenge, wie die Menge des Harnzuckers in der genannten Zeit nicht unerheblich gesunken, jene um fast 1000, diese um mehr als 100 für jeden Tag.

Das Körpergewicht des Kranken war im Verlauf der Versuche im Ganzen um etwa 5 Kilo gesunken. Ich halte mich aber nicht für berechtigt, hieraus irgend welche Folgerungen zu ziehen, da es mir nicht bekannt ist, mit welcher Schnelligkeit das Körpergewicht des Kranken ohne Ammoniakzufuhr gesunken wäre und ferner, welchen Einfluss auf dasselbe schon der Zwang des Stoffwechselversuches allein ausgeübt hätte.

Alle bisher besprochenen Versuche waren an Kranken vorgenommen worden, welche an schweren Formen des Diabetes litten.

Noch in der letzten Zeit führte mir ein glücklicher Zufall einen Diabetiker zu, dessen relativ sehr geringe Zuckerproduction für die Ammoniakversuche ein neues Interesse darbot.

Er gehörte ebenfalls der hiesigen propädeutischen Klinik an. Herrn Geheimrath Leyden, der mir ihn für meine Versuche freundlichst überliess, spreche ich für die Liberalität, mit der er mir die Mittel seiner Klinik und seiner Laboratorien jeder Zeit gewährt, meinen besten Dank aus.

Ich benutzte den Kranken, um an ihm gleichsam alle Fragen noch einmal zu recapituliren, welche die Untersuchung über das Verhalten des Salmiak im diabetischen Körper aufwarf. Und so wurden bei ihm Harn und Koth gleichzeitig untersucht und in jenem Chlor, Ammoniak, Stickstoff und Zucker, in diesem Stickstoff und Ammoniak bestimmt.

Der Kranke war ein Mann in den Fünfzigern. Er wog 54,58 Kilo und nahm täglich eine Nahrung zu sich, die, wie bei einer früheren Gelegenheit[1]) ausführlich mitgetheilt worden ist, aus

5665 Wasser
27,8 Stickstoff und
114,5 Kohlenhydraten nebst Fett

bestand. Dazu erhielt er während der Dauer der ganzen Reihe noch täglich 15,0 $NaCo_3$ in Form einer Saturation.

Nachdem sich der Kranke an das Gleichmass der Kost und die Erfordernisse des Stoffwechselversuches gewöhnt hatte, begann die Untersuchung seiner Excrete.

[1]) S. 25.

1. Harn.

1. Vorperiode.

Datum des Versuchstages.	Versuchstag.	Menge.	Spec. Gew.	Chlor.	Stickstoff des Ammoniak.	Gesammter Stickstoff.	Zucker.
23. Aug. 1878.	1.	4650	1,010	7,3	0,448	13,02	32,5
24. - -	2.	4800	1,009	8,4	0,448	16,13	39,8
25. - -	3.	4800	1,014	8,1	0,448	15,46	72,0
Mittel:	3	4750	1,011	7,9	0,448	14,87	47,7

2. Salmiakperiode.

Am 26. August erhielt der Kranke im Laufe des Tages 10,0 NH_4Cl = 2,6 N und 6,6 Cl.

An den beiden nächstfolgenden Tagen wurden ihm gereicht in steigender Dosis

27. August: 15,0 NH_4Cl = 3,9 N und 9,9 Cl.
28. - 19,561 NH_4Cl = 5,1 N - 12,8 Cl.

Nun schied er mit dem Harn aus:

Datum des Versuchstages.	Versuchstag	Menge.	Spec. Gew.	Chlor.	Stickstoff des Ammoniak.	Gesammter Stickstoff.	Zucker.
26. Aug. 1878.	4.	4750	1,013	12,1	0,664	15,27	61,7
27. - -	5.	5300	1,010	19,3	1,236	14,8	22,6
28. - -	6.	5700	1,009	17,3	1,330	19,15	0

3. Nachperiode.

Vom 29. August ab wurde der Salmiak ausgesetzt und nur kohlensaures Natron weitergegeben.

Der Harn zeigte nun folgende Beschaffenheit:

Datum des Versuchstages.	Versuchstag.	Menge.	Spec. Gew.	Chlor.	Stickstoff des Ammoniak.	Gesammter Stickstoff.	Zucker.
29. Aug. 1878.	7.	3150	1,012	7,6	1,323	10,58	26,14
30. - -	8.	1700	1,020	4,5	1,109	16,18	37,4
31. - -	9.	3990	1,008	8,4	0,7448	16,758	15,96
1. Sept. 1878.	10.	3550	1,010	—	0,4956	—	29,46
2. - -	11.	4500	1,012	—	—	—	22,5
3. - -	12.	4150	1,013	—	—	—	18,6
4. - -	13.	5600	1,014	—	—	—	71,12
5. - -	14.	5400	1,013	—	—	—	116,10

2. Koth.

Die Untersuchungen des Kothes während der Reihe begannen damit, dass der Darm der Versuchsperson am Morgen des Tages, an welchem die Vorperiode ihren Anfang nahm durch ausgiebiges Irrigiren vollkommen entleert wurde. Das Gleiche geschah am Ende der Vorperiode. Da während derselben eine spontane Stuhlentleerung nicht erfolgt war, so musste das zweite Irrigationswasser den gesammten Koth der Vorperiode enthalten. Dasselbe Spülwasser wurde auf ein bestimmtes Volumen verdünnt und mit Salzsäure angesäuert. Ein Theil davon diente zur Bestimmung der Trockensubstanz, ein anderer wurde in der früher beschriebenen Weise zur Feststellung seines Ammoniakgehaltes verwendet. Der Gesammtstickstoff der Fäces wurde durch Verbrennen einer kleinen Menge von Trockenkoth mit Natronkalk im Rohr mit vorgelegter Schwefelsäure bestimmt.

Während der ganzen Salmiakperiode war der Kranke trotz des Genusses von im Ganzen 45,0 NH_4Cl während dreier Tage hartnäckig obstipirt. Der Salmiak hatte also auch in diesem wie in allen vorher besprochenen Fällen nicht den geringsten Reizzustand des Darmes hervorgerufen. Somit war für die Salmiakperiode das eben dargelegte Verfahren zur Abgrenzung und zur Analyse des Kothes ebenfalls anwendbar.

In der Nachperiode wurde der Darminhalt der drei ersten Tage abgegrenzt und untersucht.

Das Resultat war folgendes:

Darminhalt.

Abschnitt der Reihe.	Spülwasser.	Trockensubstanz.	Stickstoff des Ammoniak.	Gesammtstickstoff.
1. Vorperiode	1140	60,24	0,0510 [1])	2,42 [2])
2. Salmiakperiode	1200	31,8	0,3577	1,99 [3])
3. Nachperiode	1150	39,6	0,0365	1,59 [4])

Das Ergebniss der vorstehenden Reihe ist der Beachtung ganz besonders werth.

[1]) Mittel aus 2 Bestimmungen, von denen die eine 0,0472, die andere 0,0549 ergab.

[2]) 0,3134 Substanz enthielten 0,0126 N.

[3]) Mittel aus 2 Stickstoffbestimmungen
0,2808 Substanz gaben 0,01713 N, also 31,8 1,96 N und
0,2739 - - 0,0175 - - - 2,03 -

[4]) Der Berechnung des Stickstoffs in der Nachperiode ist die für den Stickstoff der Fäces in der Vorperiode gefundene Zahl zu Grunde gelegt worden.

1. Zucker.

Ein Diabetiker, der noch am Tage vor dem Genuss von Salmiak 72,0 Zucker ausschied, ist durch die Zufuhr von im Ganzen 45 NH_4Cl im Verlauf dreier Tage fast vollkommen zuckerfrei geworden.

Denn am dritten Tage der Salmiakperiode liess sich mit Hilfe des so empfindlichen [1]) Jelett-Corny'schen Polarisationsapparates bei unserem Kranken nicht die geringste Spur einer Drehungsfähigkeit seines Harnes mehr nachweisen. Und bei Anstellung der qualitativen Zuckerprobe mit Fehling'scher Lösung senkte sich im Harn erst nach längerem Stehen im Reagenzglase eine kleine Spur rothen Oxyduls zu Boden.

Dieser präcise Uebergang des diabetischen Harnes in so kurzer Zeit unter dem Einfluss des Salmiak in einer nahezu normalen ist ein scharfer Beweis für die Wirkung des Ammoniak im diabetischen Körper. Er ist schärfer als alle Resultate, welche wir bisher über den Einfluss des Ammoniak auf die Zuckerausscheidung bei schweren Diabetesformen erhalten haben. Denn hier hat das Ammoniak das Product einer pathologischen Function nur vermindert, — im zuletzt besprochenen Fall aber hat es sie aufgehoben, also in gewissem Sinn auch der pathologischen Function paralysirt.

An einen zufälligen Schwund des Zuckers am dritten Salmiaktage bei dem Kranken zu denken verbietet die Regelmässigkeit, mit welcher der Zuckergehalt des Harnes während der Salmiakzufuhr von 72,0 auf 61,7, 22,6 und endlich 0 sank, ferner die Promptheit, mit welcher unmittelbar nach dem Aussetzen des Ammoniak Zucker — 26,14 — im Harn wieder auftrat, und endlich die Beständigkeit, mit welcher der Kranke von nun an bei Genuss von kohlensaurem Natron allein anfangs mässige, später erhebliche Quantitäten von Zucker unausgesetzt durch die lange Zeit der Nachperiode entleerte und noch unverändert bis auf den heutigen Tag entleert.

Wenige Wochen nach Beendigung der Reihe innerhalb welcher ich an dem Kranken Untersuchungen anzustellen keine Gelegenheit hatte, steigerte sich sein Diabetes leider zu einem schweren. Er schied täglich 250 Zucker aus. Bei der Kürze der Zeit, innerhalb

[1]) S. 3.

welcher sich ein Stoffwechselversuch am Menschen mit aller Strenge durchführen lässt, war von erneuter Ammoniakdarreichung eine Reduction des Zuckers bis auf Null nach meinen früheren Erfahrungen nicht mehr zu erwarten.

2. Koth.

Wenn der Zuckerschwund in causalem Zusammenhang mit der Salmiakdarreichung steht, so konnte noch die Frage aufgeworfen werden, ob sie nicht blos die Folge einer durch den Salmiak bewirkten verminderten Ausnutzung der Nahrung im Darm gewesen ist.

Es spricht indessen schon der Umstand dagegen, dass der Kranke während der Zeit des Salmiakgenusses, wie schon erwähnt ist, hartnäckig obstipirt war, dass er ohne künstliche Mittel in dieser Zeit seinen Darm spontan nicht entleert hätte, dass demnach eine Reizung der Darmschleimhaut, welche allein die Ursache hätte sein können für eine verminderte Ausnutzung der Nahrung im Darme, durch den Salmiak hier ebenso wenig angenommen werden konnte, wie in allen Versuchen, von welchen bisher die Rede gewesen ist.

Allein da immer noch der Einwand möglich ist, dass die Erscheinungen und die Folgen einer Darmreizung auch einmal latent verlaufen könnten, so musste die Untersuchung des Kothes die schwebende Frage definitiv entscheiden.

Nun betrug die Menge des Trockenkothes bei unserem Kranken

an den drei Tagen der	Vorperiode	60,24
- - - - -	Salmiakperiode	31,8
- - - - -	Nachperiode	39,6.

Es ist also während des Salmiakgenusses nicht mehr feste Substanz im Darm zurückgeblieben, als vor- und nachher.

Die Annahme, dass der Salmiak auch nur einen geringen Theil der Nahrung an der Ausnutzung im Darm gehindert hätte, ist somit widerlegt.

Ganz dasselbe beweist die Menge des Stickstoffs, welche von der Nahrung während der Perioden der Reihe im Darm zurückgeblieben ist.

Denn es wurden mit dem Koth ausgeschieden

an den drei Tagen der	Vorperiode	2,42	Stickstoff
- - - - -	Salmiakperiode	1,99	-
- - - - -	Nachperiode	1,59	-

Ich möchte bei dieser Gelegenheit noch besonders auf den absoluten Werth dieser Stickstoffzahlen aufmerksam machen.

Sie zeigen, wie gering die Menge von Stickstoff ist, welche ein erwachsener Mensch bei ausreichender Kost ungenutzt durch den Darm ausscheidet.

Berücksichtigt man diesen Umstand bei einer erneuten Durchsicht der Ergebnisse, welche die Salmiakversuche am Gesunden und den verschiedenen Diabetikern geliefert haben, so wird man für die Richtigkeit der diesen Ergebnissen früher gegebenen Deutung ein neues und nicht unwichtiges Argument haben.

3. Chlor.

Der Zuckerschwund muss nach alle dem als das Resultat der Aufnahme von Salmiak in die Säfte des Kranken aufgefasst werden.

Die Menge von Salmiak, die das bewirkt hat, lässt sich aus Folgendem entnehmen.

Während der Salmiaktage nahm der Kranke im Ganzen 44,56 NH_4Cl (lufttrocken) ein und schied 48,7 Cl mit dem Harn aus.

In der Vorperiode entleerte er täglich 7,9 Cl und in der Nachperiode 6,8 Cl, also an Normaltagen im Mittel 7,3 Cl.

Folglich hat der Kranke etwa $48,7 - 3 \times 7,3 = 26,8$ Cl oder 40,06 NH_4Cl resorbirt.

Es ist also nahezu die ganze Menge des dem Kranken dargereichten Salmiak in dessen Säfte getreten und hat, wie die Analyse des Kothes noch besonders lehrt, auch seinen gesammten Stickstoff mit sich genommen. Denn der Koth

der Vorperiode	enthielt in Form von Ammoniak	0,0510 N
- Salmiakperiode	- - - - -	0,3577 -
- Nachperiode	- - - - -	0,0365 -

In dem Koth der Salmiakperiode war somit nur 0,3140 Ammoniak-Stickstoff mehr enthalten, als in dem der anderen Perioden. Und dieses Plus entspricht 1,2 NH_4Cl, also fast genau dem Rest von Salmiak, welcher nach dem Ergebniss der Chlorbestimmung im Harn nicht zur Resorption gelangt ist.

4. Ammoniak- und Zuckerschwund.

Die Menge des resorbirten Salmiak betrug, wie wir gesehen haben, 40,06. In 40,06 NH_4Cl sind 10,4 N enthalten. Das ist also auch die Menge von Stickstoff, welche der Salmiak den Säften unseres Kranken zugeführt hat.

Gleich vom ersten Tage der Salmiakzufuhr begann dem entsprechend auch die Menge des Ammoniak im Harn zu wachsen. An allen Tagen der Vorperiode entsprach sie täglich nur 0,448 N. Von dem Anfang der Salmiakperiode ab war sie grösser. Diese Mehrausscheidung von Ammoniak überdauerte dieses Mal ausnahmsweise die Zeit der Salmiakdarreichung um mehrere Tage. Erst am fünften Tage der Nachperiode hörte sie wieder auf.

Während der ganzen Zeit der vermehrten Ammoniakausscheidung waren im Harn im Ganzen 6,902 Ammoniakstickstoff nachgewiesen worden. Es müssen also von dem während des Salmiakgenusses mehr ausgeschiedenen Ammoniak $6{,}902 - 7 \times 0{,}448 = 3{,}766$ N dem zugeführten Salmiak angehören.

Da derselbe aber, wie wir gesehen haben, den Säften 10,4 N zugeführt hat, so sind davon 6,634 oder 63,8 pCt. im Körper des Kranken verblieben.

Für die absolute Menge von Zucker, welche mit dieser Menge von Stickstoff zugleich retinirt worden ist, lassen sich dieses Mal nur Näherungswerthe angeben. Denn man kann der Berechnung der durch den Salmiak zum Verschwinden gebrachten Zuckermenge entweder das Mittel aus den Zuckerausscheidungen der Vor- und der Nachperiode zu Grunde legen, oder mit ebenso viel Recht bei dieser Berechnung von der Ansicht ausgehen, dass, weil der Zucker in der Vorperiode bis auf 72,0 allmählich stieg und mit der Salmiakzufuhr rapide wieder sank, die Zuckerausscheidung an den darauf folgenden Tagen ohne die Zufuhr von Salmiak mindestens 72,0 täglich betragen haben würde.

Wie eine sehr einfache Berechnung lehrt wären im ersten Fall während der drei Salmiaktage ohne Salmiakzufuhr 131,34, im zweiten Fall 216,0 Zucker ausgeschieden worden. Thatsächlich sind aber nur 84,3 Zucker während der bezeichneten Zeit im Harn der Versuchsperson erschienen.

Folglich liegt die Menge von Zucker, welche im vorliegenden Fall durch die Aufnahme von 6,634 Stickstoff im Körper unseres Kranken zum Verschwinden gebracht worden ist, zwischen 47,04 und 131,7, und diejenige, welche also auf 1,0 N kommt, zwischen 7,9 und 29,8.

5. Wasser- und Stickstoffausscheidung.

Wir haben früher gesehen, dass das Verhalten der Wasserexcretion und der Stickstoffausscheidung durch den Harn beim gesunden und beim Diabetes-kranken Menschen nach Salmiakgenuss fundamentale Differenzen darbietet.

Es war deshalb von besonderem Interesse, festzustellen, wie sich Wasser- und Stickstoffausscheidung in unserem Fall verhielten, wo der Kranke eine vorübergehende Heilung seines Diabetes erfahren hatte.

In der That können wir hier die merkwürdige Erscheinung constatiren, dass der Durst und die Harnmenge unseres Kranken während der Salmiaktage unter dem Einfluss des Salmiakgenusses in gleichem Verhältniss wuchs, als der Zucker in seinem Harne schwand und dass die Menge des an den Salmiaktagen mit dem Harn ausgeschiedenen Stickstoffs so lange demjenigen der Normaltage glich, als Zucker im Harn sich zeigte und mit dem Moment ganz plötzlich stieg, wo Zucker im Harn zu erscheinen aufhörte.

Salmiakperiode.

Datum.	Menge des gereichten NH_4Cl.	Harn.		
		Menge.	Stickstoff.	Zucker.
26. Aug. 1878.	10,0	4750	15,27	61,7
27. - -	15,0	5300	14,8	22,6
28. - -	19,561	5700	19,15	0

Gleich mit dem Beginn der Nachperiode, als der Kranke keinen Salmiak mehr erhielt und als er in Folge dessen wieder Diabetiker wurde, fielen auch Durst, Diurese und Stickstoff im Harn wieder ab und stellten bald das Verhältniss her, wie es in der Vorperiode bestanden hatte.

6. Körpergewicht.

Der Kranke wog

am 22. August, Beginn der Vorperiode	54,87	Kilo
- 28. - Ende der Salmiakperiode	52,8	-
- 9. September nach Schluss der Nachperiode, als die Zuckerausscheidung bereits sehr gross geworden war	54,6	-

Hieraus ergiebt sich, dass das Körpergewicht zum Aufschluss über die Schicksale des verschwundenen Ammoniak und Zuckers nichts beitragen kann. Es wird, wie ein Blick auf die Tabellen lehrt, vor Allem durch die Grösse der Wasserausscheidung beherrscht und kann daher sowohl sinken, wenn der Zucker im Harn abnimmt als umgekehrt steigen, trotzdem die Zuckerausfuhr erheblich wächst.

Die vorstehende Versuchsreihe giebt somit in der That die Resultate wieder, welche wir früher durch besondere Versuche im Einzelnen aufgefunden haben. Sie lehrt

1) dass Ammoniak im Körper des Diabetikers rapide verschwindet;

2) dass mit dieser Assimilation von Ammoniak sich ein Schwund von Zucker verbindet;

3) dass dieser Zuckerschwund bei nicht hochgradigen Diabetikern ein absoluter sein kann;

4) dass, so lange bei Salmiakzufuhr noch Zucker ausgeschieden wird, das im Körper des Diabetikers verschwundene Ammoniak weder die Ausscheidung des Wassers, noch namentlich die des Stickstoffs steigert, also sicher sich nicht in Harnstoff verwandelt; und endlich

5) dass in demjenigen Fall, in welchem durch die Darreichung von Salmiak der Diabetes latent geworden ist, das assimilirte Ammoniak die Wasser- und die Stickstoffausscheidung erhöht, also sich in Harnstoff verwandelt und als Harnstoff entleert wird.

5. Einfluss des citronensauren Ammoniak auf die Ausscheidung des Zuckers.

Bei längerem Gebrauch grosser Mengen von Salmiak treten gewisse, mit dem Aussetzen des Salmiak indessen wieder schnell vorübergehende Intoxicationserscheinungen auf. Die Versuchspersonen klagen dann über Schwäche und Hinfälligkeit, über Benommenheit des Kopfes und Muskelzittern.

Da der grösste Theil des Ammoniak vom genossenen Salmiak im Körper verschwindet, so war es mir nicht zweifelhaft, dass die bezeichneten Intoxicationssymptome von der aus dem Salmiak in so grosser Menge sich abscheidenden Salzsäure herrühren.

Um diesen Nachtheil des Chlor aufzuheben und gleichzeitig mich davon zu überzeugen, dass der geschilderte Einfluss des Salmiak auf die Ausscheidung des diabetischen Zuckers nur durch das Ammoniak des Salmiak hervorgerufen wird und nicht durch das Chlor, stellte ich noch eine Versuchsreihe mit einem Präparat an, bei welchem nur reine Wirkungen des Ammoniak zur Geltung kommen sollten. Das kohlensaure Ammoniak wurde dem zu Folge gewählt. Damit es seine ätzenden Eigenschaften verliere und weder die Geruch- noch die Geschmackswerkzeuge behellige, wurde es mit Citronensäure bis zu deutlich saurer Reaction der Lösung neutralisirt. Es war zu erwarten, dass sich das citronensaure Ammoniak im Körper ohnedies wieder in das kohlensaure Salz verwandelt.

Der Kranke, an welchem ich mit citronensaurem Ammoniak experimentirte, gehörte der Maison de santé zu Schöneberg an. Herrn Geheimrath Dr. Lewinstein, der ihn mir zu meinen Versuchen freundlichst überliess, sowie seinen beiden Assistenzärzten, den Herrn Collegen v. Gerber und Müller, die mich hilfreich unterstützten, sage ich bei dieser Gelegenheit meinen aufrichtigen Dank.

Die Versuchsperson war ein Mann in der Mitte der Dreissiger. Sie war seit langer Zeit diabetisch und schied bei gewöhnlicher gemischter Kost täglich 3000 bis 4000 Harn von 6 bis 7 pCt., also durchschnittlich etwa 200,0 Zucker aus.

Die vortrefflichen Einrichtungen der genannten Heilanstalt gestatteten es, den Kranken vollkommen zu isoliren, ihn stetig unter Aufsicht zu halten und somit an ihm durchaus verlässliche Resultate zu erzielen.

Um im vorliegenden Fall noch eine besondere Controle für den Einfluss des Ammoniak auf die Ausscheidung des Zuckers zu gewinnen, setzte ich die Zuckerproduction des Kranken von vornherein dadurch auf das geringste ihres gewöhnlichen Masses herab, dass ich dem Kranken während der Dauer der ganzen Reihe eine fast absolut reine stickstoffhaltige Diät verabreichen liess.

Blieb er bei dieser Kost Diabetiker, und zeigte es sich, dass noch derjenige Rest von Zucker oder ein Theil desselben durch Darreichung von Ammoniak schwand, welcher als der stabile, von der Diät nicht mehr beeinflusste Zuckerantheil erkannt worden war, so war die eigenthümliche Wirkung des Ammoniak auf die Ausscheidung des Zuckers durch ein neues und gewiss sehr eclatantes Experiment erwiesen.

Der Kranke erhielt nun täglich

2,5 Kilo fettfreies Fleisch,
8 Eier,
80,0 Grm. Weissbrod,
1 Liter Thee ohne Zucker und
2,5 - Wasser.

Sofort sank dann nun auch der Zuckergehalt des Harnes bis nahezu auf die Hälfte seines gewöhnlichen Masses und hielt sich nun beständig auf diesem niedrigsten Niveau.

Ausgabe.

Datum.	Versuchs-tag.	Harn.			
		Menge.	Spec. Gew.	Zucker [1]) pCt.	absol. Menge.
22. Decbr. 1878.	1.	2975	1,030	3,5	104,125
23. - -	2.	3200	1,031	3,9	124,8
24. - -	3.	3050	1,030	3,5	106,75
25. - -	4.	3140	1,031	3,7	116,18
26. - -	5.	2955	1,031	3,3	97,51
27. - -	6.	3005	1,030	3,1	93,15
Mittel:	6	3054	1,030	3,5	107,085

Nachdem die Ausscheidung des Zuckers ihre niedrigste Grenze erreicht hatte und dieselbe absolut constant einhielt, verschrieb ich dem Kranken eine Saturation, welche in 25,0 Ccm. 5 $\frac{NH_4}{NH_4} Co_3$ enthielt und welche in steigender Dosis im Laufe von vier Tagen ausgenommen werden sollte.

Ammoniac. carb. 50,0
Acid. citric. 60,0
Aq. dest. 250,0.

Es wurden von vorstehender Saturation 25,0, 50,0, 75,0 und 100,0 Ccm. an den auf einander folgenden Tagen abgemessen, in einer Medicinflasche auf 200,0 mit Wasser verdünnt und dann esslöffelweise dem Kranken im Laufe des Tages verabreicht.

[1]) Polarisirt mit Soleil-Ventzke's Apparat.

Ausgabe.

Datum.	Versuchstag.	Menge des verabreichten kohlensaur. Ammoniaks.	Harn.			
			Menge.	Specif. Gewicht.	Zucker pCt.	Zucker absolute Menge.
28. Dec. 1878.	7.	5,0	3540	1,030	3,5	123,9
29. - -	8.	10,0	3755	1,030	3,2	120,16
30. - -	9.	15,0	2890	1,030	2,25	65,02
31. - -	10.	20,0	3190	1,029	2,27	72,31
Mittel:			3344	1,030	2,80	95,35

Wie vorstehende Tabelle zeigt, blieb auch hier die zuckervermindernde Wirkung des Ammoniak nicht aus.

An den beiden ersten Tagen der Ammoniakperiode, an welchen der Kranke 5 und 10 $(NH_4)_2Co_3$ genommen hatte, hielt sich der Harnzucker noch auf der Höhe, welche er im Mittel während der Vorperiode einhielt. Dann aber sank er unter dem Einfluss von 15 und 20,0 Grm. des genannten Salzes sofort um 1,3 pCt. Und es waren nun während der Ammoniaktage durchschnittlich nur 95,35 Zucker im Harn enthalten, also täglich 107,085 — 95,35 = 11,735 weniger, als bei der geringsten Zuckerausfuhr unter dem Einfluss einer reinen Fleischdiät.

Somit hatten bei diesem Kranken 50 $(NH_4)_2Co_3$ im Ganzen 46,940 Zucker zum Verschwinden gebracht.

Ich liess nun zur Controle dieses Resultates an den beiden nächstfolgenden Tagen das Ammoniak wieder aussetzen, um zu sehen, ob nun der Zuckergehalt des Harnes wieder steigen würde.

Ausgabe ohne Ammoniakzufuhr.

Datum.	Versuchstag.	Harn.			
		Menge.	Spec. Gew.	Zucker pCt.	Zucker absol. Menge.
1. Januar 1879.	11.	2800	1,032	4,0	112,0
2. - -	12.	2550	1,036	4,6	117,3
Mittel:		2675	1,034	4,3	114,6

In der That stieg der Zuckergehalt des Harnes, den das Ammoniak niedergedrückt hatte, nach dem Aussetzen desselben sofort sehr lebhaft wieder an. Denn der Harn enthielt nach dem Aussetzen des Ammoniak täglich 114,6 Zucker, während er, so lange Ammoniak gegeben wurde, in derselben Zeit nur 95,35 Zucker enthalten hatte.

Während nun so der Zuckergehalt des Harnes im Wachsen begriffen war, wurde dem Patienten von Neuem Ammoniak gegeben.

Dieses Mal wurde das Ammoniak gleich von vornherein in grossen Quantitäten von täglich 20,0 $(NH_4)_2Co_3$ verabfolgt und diese Medication durch eine sehr geraume Zeit ununterbrochen fortgesetzt, damit festgestellt würde, ob sich die Wirkung des Ammoniak lange und dauernd erhält.

Der Erfolg war folgender:

Datum.	Versuchstag.	Menge des gegebenen kohlensauren Ammoniak.	Harn.			
			Menge.	Specif. Gewicht.	Zucker pCt.	Zucker absolute Menge.
3. Jan. 1879.	13.	20,0	2220	1,031	3,5	77,7
4. - -	14.	-	2750	1,031	3,1	85,25
5. - -	15.	-	3380	1,029	3,5	118,30
6. - -	16.	-	3400	1,030	3,0	102,0
7. - -	17.	-	3160	1,029	2,5	79,0
8. - -	18.	10,0	2700	1,029	3,0	81,0
9. - -	19.	20	2570	1,030	2,6	66,82
10. - -	20.	-	2790	1,030	2,7	75,33
11. - -	21.	-	3300	1,026	1,8	59,4
12. - -	22.	-	2480	1,029	1,8	45,04
13. - -	23.	-	2880	1,027	1,2	34,56
14. - -	24.	-	2610	1,026	2,2	57,42
15. - -	25.	-	3000	1,028	2,6	78,0
16. - -	26.	-	3100	1,026	2,4	74,4
17. - -	27.	-	3420	1,026	2,4	82,08
18. - -	28.	-	3450	1,028	2,6	89,7
19. - -	29.	-	2450	1,027	2,3	56,35
20. - -	30.	-	3000	1,026	2,6	78,0
Mittel:	18		2926	1,028	2,5	74,46
21. - -	31.	-	3630	1,029	3,6	130,68
22. - -	32.	-	2700	1,028	4,0	108,0
23. - -	33.	-	3350	1,027	3,3	110,55
24. - -	34.	-	3050	1,029	3,4	103,7
Mittel:	4		3182	1,028	3,6	113,23

Zunächst sank der Zuckergehalt des Harnes von Neuem, also zum zweiten Mal in dieser Reihe unmittelbar nach der Eingabe von Ammoniak.

Dieser Abfall dauerte 18 Tage lang und erst nach dieser Zeit schien sich die Wirkung des Ammoniak zu erschöpfen.

Denn vom 21. Februar ab erschienen im Harn trotz der Zufuhr von Ammoniak wieder Zuckermengen, welche denen der Vorperioden nahe kamen, und im Mittel ihnen glichen.

Es wurden im Mittel täglich ausgeschieden
an den ersten 18 Tagen der letzten Ammoniakperiode
2926 Wasser und 74,46 Zucker,
an den letzten 4 Tagen derselben Periode
3182 Wasser und 113,23 Zucker,
an den ammoniakfreien Perioden
das erste Mal 3054 Wasser und 107,085 Zucker und
- zweite - 2675 - - 114,6 - .

Nehmen wir das Mittel aus den beiden letzten Zahlen — 110,3 — als die Zuckerausscheidung eines gewöhnlichen ammoniakfreien Tages an, so hat die Ammoniakzufuhr an den ersten 18 Tagen der letzten Ammoniakperiode täglich 35,84 und also im Ganzen 645,12 Zucker zum Verschwinden gebracht.

Als die Ammoniakzufuhr vom 25. Februar ab unterblieb und der Kranke zu seiner gewöhnlichen Lebensweise zurückkehrte, begann der Zucker im Harn sich sofort zu vermehren.

In den ersten Tagen des März schied der Kranke wieder aus

Datum.	Harn.			
	Menge.	Spec. Gew.	Zucker pCt.	Zucker absol. Menge.
2. März 1879.	4150	1,034	6,3	261,45
3. - -	3100	1,035	6,6	204,6
4. - -	3800	1,036	7,3	277,4
Mittel:	3883	1,035	6,7	247,8

Somit betrug die tägliche Ausscheidung des Kranken an Zucker

1) bei gemischter Kost 247,8
2) bei strenger Stickstoffkost 110,3
3) bei strenger Stickstoffkost und Ammmoniakgenuss
   a) während der ersten Ammoniakdarreichung 95,3
   b) während der zweiten Ammoniakdarreichung
      an den ersten 18 Tagen 74,46
      an den darauf folgenden 4 Tagen 113,23.

Diese kurze Zusammenstellung der Ergebnisse wird den Einfluss des Ammoniak auf die Zuckerausscheidung unseres Patienten am übersichtlichsten klar legen.

Sehr bemerkenswerth war neben dem Verhalten des Zuckergehaltes auch das des Allgemeinbefindens des Kranken während der Reihe.

Gleich nachdem er die ersten Dosen Ammoniak erhalten hatte, erklärte er spontan und ohne irgend wie durch Fragen dazu angeregt worden zu sein, dass sein Durst sich mindere.

Später fühlte er nicht die geringsten Zeichen subjectiven Unbehagens. Alle jene Erscheinungen fehlten, welche der Salmiak bei längerer Darreichung hervorzurufen pflegte. Deshalb konnte auch das citronensaure Ammoniak eine so lange Reihe von Tagen dem Patienten ohne Schaden gegeben werden.

Wie wenig den Stoffwechselprozessen des Diabetikers zuwider dieses Salz gewirkt hat, das beweist nichts augenfälliger als die einfache Thatsache, dass der Kranke in 26 Tagen die sehr erhebliche Menge von 480,0 Grm. kohlensauren Ammoniaks genommen hat, dass pathologische Phänomene, beispielsweise Albuminurie, hier, wie auch bei den Salmiakfütterungen, nicht aufgetreten sind, dass der Kranke demnach die colossale Menge von Salz nicht nur vertragen, sondern dass er sich bei ihrem Genuss auch wohl befunden hat, und endlich, was vor Allem von Bedeutung ist, dass er durch das Salz eine Minderung der beiden wichtigsten Symptome seiner Krankheit erfahren hat, des Durstes und namentlich auch der Ausscheidung von Zucker.

Aus der ganzen Reihe der Ergebnisse, welche uns vorstehende Untersuchungen geliefert haben, drängt sich uns zum Schluss eine Gruppe von Erscheinungen in den Vordergrund, welche unser ganzes Interesse in Anspruch nimmt.

Der diabetische Körper bringt beträchtliche Mengen von Ammoniak mit grosser Energie zum Verschwinden. Dieses Verschwinden von Ammoniak ist mit einem Schwund an Zucker in den Säften des Kranken verbunden. Unter günstigen Bedingungen kann der so angeregte Zuckerschwund gross genug sein, um die Erscheinungen des Diabetes zeitweilig aufzuheben. So lange das nicht geschieht, so lange also noch Zucker in den Säften des Kranken vorhanden ist, geht der verschwundene Ammoniak als solcher verloren und erscheint in keiner Form im Harn wieder. Ist aber aller Zucker verschwunden, so wächst im Harn die Menge des Harnstoffs und kommt also das im Körper des Diabetikers verschwundene Ammoniak in dieser Gestalt wieder zum Vorschein.

Ich kann nicht umhin, darauf hinzuweisen, dass man in neuerer

Zeit in der Pflanzenphysiologie Beobachtungen gemacht hat, zu welchen jene Thatsachen ein gewisses Analogon darbieten.

Nach Pfeffer's[1]) Untersuchungen zersetzt die Pflanze wie der Thierkörper Eiweiss und bildet, wie jener, aus diesem unter anderen Zersetzungsproducten Asparagin $\left(\text{Amidosuccinaminsäure}\ C_2H_3(NH_2)\begin{cases}CO\,.\,NH_2\\CO\,.\,OH\end{cases}\right)$. Borodin[2]) hat nun gefunden, dass die Menge von Asparagin, welche in den Pflanzentheilen sich anhäuft, von dem Zufluss an Kohlenhydraten abhängt, dass sie ganz verschwindet, wenn dieser Zufluss gross ist, dagegen selbst beträchtlich wird, wenn in den Pflanzentheilen stickstofffreie Substanzen fehlen. Er zweifelt nicht daran, dass dieses Verschwinden des Asparagins bei Gegenwart von Kohlenhydraten die Folge einer Regeneration desselben zu Eiweiss ist und fügt noch hinzu, dass Glykose, nicht Stärke und Oele sich für diese Synthese eignen.

Ob das Ammoniak beim Diabetiker dieselbe Rolle spielt, wie das Asparagin bei Gegenwart von Glykose in der Pflanze, das mit Sicherheit zu entscheiden bin ich zur Zeit nicht in der Lage. Doch scheint mir dafür unter Anderem der Umstand zu sprechen, dass das Ammoniak den Zuckergehalt des Harnes nur so lange herabsetzt, als es gereicht wird, dass, wenn es nicht mehr gegeben wird, der verschwundene Zucker im Harn sofort wieder auftritt, und dass umgekehrt das Wiedererscheinen des genossenen Ammoniak und zwar in der Form des Harnstoffs davon abhängt, ob in den Säften noch Zucker kreist oder nicht.

Aus dem Umstand, dass die zuckervermindernde Wirkung des Ammoniak sich, wie die letzte Versuchsreihe lehrt, mit der Zeit erschöpft, möchte ich schliessen, dass, falls Ammoniak und Zucker im diabetischen Körper eine Verbindung eingehen, dieses nur mit Hilfe eines dritten Körpers geschieht, der durch die neu entstehende Verbindung verbraucht wird und von dessen Gegenwart überhaupt die Wirkung des Ammoniak auf den Zucker abhängt.

Ich beabsichtige weitere Untersuchungen auf diesen Punkt zu richten und bemerke nur noch zum Schluss, dass sich auf Grund der vorliegenden Resultate auch ein rationelles therapeutisches Verfahren für den Diabetes wird entwickeln lassen.

Selbstverständlich können auch hierüber nur directe Erfahrungen entscheiden.

[1]) Naturforscher VI. 45. [2]) Botanische Zeitung. 1878. No. 51 u. 52.